« ZÉRO ALCOOL »

Apprendre de l'expérience des femmes enceintes et allaitantes

« PRATIQUE SAGE-FEMME/SCIENCES-MAÏEUTIQUE »
Collection dirigée par Claudine Schalck (France), Christine Morin (France), Céline Lemay (Canada), Raymonde Gagnon (Canada) et Yvonne Meyer (Suisse).

La collection « Pratique Sage-Femme/Sciences-Maïeutique » est un espace de réflexion et de débats sur les connaissances, les savoirs et la pratique sage-femme dans le monde francophone. Cette initiative fait suite à l'ouverture, en 2019, de la recherche universitaire pour la Pratique sage-femme, sous le nom de Maïeutique, en France. Cet espace entend permettre aux sages-femmes de penser leurs savoirs et leurs pratiques en toute autonomie. La collection accueille les sages-femmes, les acteurs de la naissance, les femmes, les parents.

Conseiller éditorial L'Harmattan : Gérard E. da Silva

Dernières parutions

Diane Chaudonneret Croquette, *Pratiques, croyances et acteurs en gynécologie-obstétrique dans l'Europe chrétienne médiévale*, 2024.
Claudine Schalck avec Emmanuelle Lemaire, Nathalie Perrillat, Anne Théau, Céline Vicrey, *La sage-femme, un soutien réel et symbolique pour le deuil périnatal*, 2023.
Camille Marolle, *Vie affective et sexuelle de l'adolescente en situation de handicap mental. A travers le regard des parents…*, 2023.
Raymonde Gagnon, *Vivre la grossesse et donner naissance à l'ère de la biotechnologie. L'exemple du Québec*, 2023.
Comité éditorial de la collection (dir.), *Présence à l'international des sages-femmes de la francophonie. Communications des sages-femmes francophones au Congrès ICM 2021*, 2022.
Iman Kanaan, *La formation des sages-femmes au Liban : le référentiel de compétences*, 2022.
Naissance physiologique. Ce que veulent les femmes pour elles-mêmes et avec le monde médical, Revue de l'*APSF* n°1, 2021.
Céline Lemay, *Émergence d'une pratique sage-femme au Québec : « être là »*, 2021.

Yvonne Meyer

en collaboration avec

Jessica Pehlke-Milde, Raphaël Hammer,
Solène Gouilhers et Irina Radu

« ZÉRO ALCOOL »

Apprendre de l'expérience des femmes enceintes et allaitantes

Préface de Maria-Pia Politis Mercier

L'Harmattan

Le dessin de couverture est de Mathilde, 7 ans. il reflète le souci des femmes pour le bien-être de leur enfant in utero.

5-7, rue de l'École-Polytechnique, 75005 Paris

http://www.editions-harmattan.fr

ISBN : 978-2-336-50349-3

EAN : 9782336503493

Remerciements

Je tiens à remercier tout particulièrement mon principal partenaire de recherche de la Haute Ecole de Santé Vaud (HESAV), ainsi que notre partenaire de recherche de la Haute Ecole Spécialisée de Zürich (ZHAW). Ensemble nous avons conceptualisé et géré les projets :

Dr Raphaël Hammer, sociologue et professeur ordinaire, HESAV

Dr Jessica Pehlke-Milde, sage-femme et professeure, directrice de l'Institut des Sciences sage-femme et reproductive, ZHAW

J'aimerais également remercier les autres membres des équipes de recherche en Suisse romande et à Zürich qui ont grandement contribué à recenser et analyser les données :

Dr Solène Gouilhers Hertig, sociologue, HESAV et Université de Genève

Irina Radu, sociologue, ZHAW

Stéphanie Pfister Boulena, sage-femme, HESAV

Sophie Inglin, anthropologue, gestionnaire indépendante de projet de santé

Céline Schnegg, sociologue, HESAV

Daniela del Vecchio, à l'époque étudiante sage-femme finaliste, HESAV

Préface

L'alcool est une substance psychoactive et addictive. Il est également un toxique induisant un large panel de maladies, notamment des cancers, dont celui du sein. De plus, il est tératogène. C'est ainsi que l'alcool représente un facteur de risque évitable pour certaines malformations congénitales et pour des déficits cognitifs pouvant se manifester durant l'enfance. Voilà plus de 20 ans que « zéro alcool » a été répercuté plus ou moins assidûment par les instances de santé publique au sein de la population et parmi les professions de la santé. Pour autant, lorsque survient une grossesse, que sait-on des attitudes et comportements des femmes devant l'injonction de ce message ?

Cet ouvrage présente un grand intérêt puisqu'il explore les savoirs et besoins des femmes enceintes ou allaitantes à partir des résultats de différentes recherches qualitatives, longitudinales pour certaines. Elles ont été conduites par une chercheuse sage-femme, profession de santé au contact direct des femmes. Les co-chercheurs de l'équipe, issus des sciences sociales, ont contribué à la compréhension des expériences des femmes interrogées.

Ce processus de recherche interdisciplinaire amène des résultats significatifs, en particulier pour informer la pratique clinique. Les recherches ont été menées en Suisse, pays où la consommation d'alcool est supérieure à la moyenne des pays de l'OCDE. Les résultats présentés sont enrichis ou confrontés aux données d'autres recherches, ce qui permet de proposer un éventail très complet de connaissances et pratiques autour de l'alcool en périnatalité, transposables à différents contextes.

L'ouvrage débute par un historique des connaissances scientifiques sur la nocivité de l'alcool pour l'enfant à naître et sur les conséquences sur le développement ultérieur de l'enfant. Les spécificités de la métabolisation de l'alcool par les femmes sont exposées. Le processus de transfert des données scientifiques dans les recommandations de santé publique de différents pays est situé.

Plus loin, le sujet des expériences contrastées des femmes face à l'injonction du « zéro alcool » est amené. Cette injonction qui s'ajoute à toutes les autres recommandations préventives faites aux femmes enceintes ou durant la période de préconception est appréhendée sous l'angle du risque, de la responsabilité, voire de la culpabilité face à l'enfant à naître, à l'entourage et à la société.

Un autre chapitre approfondit la mise en pratique par ces femmes de l'arrêt ou de la diminution de la consommation. Les attitudes de l'entourage des femmes, notamment des conjoints, sont discutées. Les conflits, les soutiens sont également illustrés.

Le rôle des professionnels de santé fait l'objet du chapitre suivant ; les femmes les décrivent comme adéquats et aidants, mais parfois leur délivrant des messages moralisateurs voir erronés. Les recommandations de dépistage et de conseil efficaces sont exposées. La manière dont les femmes ont compris et utilisé l'information est développée. Il en ressort qu'elles manquent d'informations claires sur les raisons du « zéro alcool ». Les messages contradictoires reçus par l'entourage et glanés sur internet sont décrits, notamment en regard d'anciennes recommandations qui admettaient une consommation limitée.

Les deux derniers chapitres éclairent le vécu et les pratiques des femmes allaitantes. Jusqu'ici, ce vaste sujet a été peu étudié. L'allaitement est vivement conseillé par les professionnels de santé et l'OMS pour ses bienfaits tant pour l'enfant que pour la mère. Il est recommandé de tendre vers un allaitement complet jusque vers 6 mois puis de le poursuivre jusqu'aux deux ans de l'enfant. Cette longue période modifie également le mode de vie de la mère, notamment sa consommation d'alcool puisque ce dernier passe dans le lait maternel. Après une approche sur le passage de l'alcool dans le lait maternel et la métabolisation possible par l'enfant, le rôle historique jusqu'à une époque très récente des boissons alcoolisées pour leur supposée propriété galactagogue est détaillé. Les stratégies pratiques développées par les femmes allaitantes pour minimiser le passage de l'alcool dans leur lait tout en s'adaptant aux rythmes de leur bébé sont particulièrement instructives, amenant des pistes de réflexion sur l'application réelle de recommandations générales, décontextualisées.

En conclusion, les recommandations de santé pour les femmes enceintes devraient être mieux articulées à celles concernant l'ensemble de la population, femmes et hommes. La perception de la consommation d'alcool des femmes est souvent jugée différemment, ce qui reflète des normes de genre plus larges. Ces normes doivent être identifiées et intégrées dans les politiques de prévention. À noter qu'elles le sont déjà par le marketing !

D'autre part, la période de grossesse des femmes et celle de la vie embryonnaire et fœtale de l'enfant à naître sont perçues comme des étapes de la vie devant être préservées, gardées « pures » de toute atteinte extérieure. Plus l'environnement et les modes de vie usuels se rapprocheront des standards considérés comme sains, moins les femmes seront assignées à une vie contrainte durant la grossesse et l'allaitement.

En outre la charge sur les femmes enceintes du « zéro alcool » pour garantir la santé de l'enfant à naître, devrait aussi s'appliquer aux hommes puisque des recherches démontrent que la fertilité masculine peut être altérée par la consommation d'alcool.

La thématique de la consommation d'alcool est trop souvent minimisée. En consultation de santé, tout au long du parcours de vie, aborder le sujet de la consommation d'alcool d'une personne — ou d'autres substances psychoactives — implique que le personnel de santé s'informe des conditions de vie par le repérage de sa consommation, ses motivations et ses vulnérabilités : isolement, violences, difficultés personnelles ou familiales. Cela nécessite une formation et du temps de consultation. Contribuer à diminuer la consommation d'alcool d'une personne-femme ou homme — , quel que soit son niveau de consommation, entraine une diminution des dommages liés à l'alcool, puisque selon les dernières recommandations de l'OMS, il n'existe pas de niveau de consommation sûr.

En référence à la Charte d'Ottawa (OMS, 1986) pour la promotion de la santé, où la santé est envisagée selon les dimensions physique, mentale, sociale et environnementale, il est nécessaire de prendre en compte les diverses communautés sur les questions relatives à la consommation d'alcool, avec ses avantages perçus (habitudes sociales, effets psychoactifs considérés comme positifs), ses problèmes (outre les maladies, les problèmes familiaux, sociaux, légaux, professionnels, économiques), ses interdits (conduite d'engins motorisés, religion, femmes enceintes, enfants, incompatibilité avec certains médicaments). Il faut améliorer la capacité d'agir de toute la population afin de créer des alternatives, renforcer les systèmes de santé en mettant en avant une approche visant l'équité, favoriser des environnements de vie favorables (milieux festifs, domicile, commerces) par l'intermédiaire des politiques publiques (disponibilité, prix, publicité, étiquetage sur les produits alcoolisés).

Puisse cet ouvrage contribuer à la mobilisation des professionnels de santé !

Maria-Pia Politis Mercier,
Sage-femme,
Master en santé publique (Université de Genève),
DU pédagogie des sciences de la santé (Université Sorbonne-Paris-Nord - UFR SMBH Bobigny),
Ancienne maître d'enseignement (HESAV Filière sage-femme, Lausanne-Suisse)

Introduction

En Suisse, l'usage raisonnable d'alcool est assez largement accepté par la société comme faisant partie de la vie courante et des interactions sociales. Le vin et la bière sont les boissons privilégiées. Or subitement, lorsqu'une grossesse survient, la donne change et impose de nouveaux comportements pour protéger l'enfant à naître de conséquences délétères irréversibles. Si le Syndrome d'alcoolisation fœtale (SAF) lors de forte consommation d'alcool pendant la grossesse est reconnu de tous, les conséquences d'une consommation faible à modérée posent davantage question. Les recommandations de santé publique du « zéro alcool » durant la grossesse et l'allaitement sont généralement saluées comme étant la seule manière d'éviter des dommages de santé et de favoriser le bon développement de l'enfant. Cependant, ces recommandations sont aussi critiquées, car sous certaines conditions, une faible consommation occasionnelle peut être vue comme un comportement acceptable et responsable.

On peut donc se demander comment les femmes perçoivent le risque de l'alcool pendant la grossesse et l'allaitement. Comment modifient-elles leurs habitudes de consommation ? Quelles sont les facilités et les difficultés qu'elles rencontrent ? De quels soutiens disposent-elles ? Est-ce qu'elles ont des pratiques différentes pendant la grossesse et l'allaitement ? Quelles sont leurs astuces pratiques ? Se sentent-elles bien informées par les professionnels de santé ? Quelles sont leurs autres sources d'information ?

Pour explorer ces questionnements, cet ouvrage prend appui sur trois recherches qualitatives menées à la Haute École de Santé du Canton de Vaud (HESAV) à Lausanne. Ces études s'intéressent aux perceptions et à la gestion du risque lié à l'alcool dans le cadre d'une approche socioculturelle profane des risques[1] et ont été conduites par des équipes mixtes de sages-femmes et de sociologues. Deux études sont localisées en Suisse romande, centrées sur le risque de l'alcool, une durant la grossesse et l'autre durant l'allaitement[2-3]. La troisième est une étude nationale, longitudinale, incluant grossesse et allaitement, où pour l'ouvrage, seuls les entretiens de Suisse romande ont été retenus[4]. Les trois études totalisent 56 femmes dont les entretiens ont été analysés de façon compréhensive.

Les résultats des études RISALCO et ORACLE ont donné lieu à six publications scientifiques et un mémoire bachelor[5-6-7-8-9-10-11]. L'ouvrage repose en partie sur ces résultats. Les chapitres ou sous-chapitres qui se sont nourris de citations ou d'idées issues de ces publications sont signalés en pied de page pour que le lecteur intéressé puisse se référer aux textes originaux. La grande majorité des reprises ont servi de tremplin pour croiser les expériences entre les participantes des différentes études ou sont au départ de nouveaux développements qui viennent élargir la compréhension des phénomènes en jeu autour du « zéro alcool » en période

---

[1] Lupton, 2013
[2] Étude RISALCO, 2014
[3] Del Vecchio, mémoire Bachelor, étude pilote ORACLE 2018
[4] Étude ORACLE, 2021
[5] Hammer et al., 2019 (Étude RISALCO)
[6] Gouilhers et al, 2019 (Étude RISALCO)
[7] Hammer et al. 2022 (Étude ORACLE)
[8] Pehlke Milde et al. 2022 (Étude ORACLE)
[9] Hammer, 2019 (Étude RISALCO)
[10] Gouilhers et al, 2021 (Étude ORACLE)
[11] Del Vecchio, 2018 (Mémoire Bachelor ORACLE)

périnatale. L'ouvrage est structuré en neuf chapitres. Il donne une place importante à la parole des femmes enceintes et allaitantes du collectif. Les citations apparaissent avec des prénoms fictifs, suivis d'un exposant [a, b, c] permettant de repérer l'étude à laquelle la répondante appartient : RISALCO[a], ORACLE étude pilote[b], ORACLE[c] L'ouvrage se réfère également à des recommandations de bonnes pratiques développées à l'international ou en Suisse. Ces recommandations et leur usage sont en partie issus de recherches publiées[12,13] par un autre groupe de recherche interprofessionnel dans lequel l'autrice a activement participé.

Au final, le lecteur devrait trouver les réponses aux questions de départ et avoir un panorama assez complet des perceptions et de la gestion des risques en période de maternité, tel que les femmes le décrivent et le vivent.

---

[12] Fédération Suisse des Sages-Femmes. 2017 (Guideline)
[13] Lemola et al., 2020

CHAPITRE I.

Prise de conscience des effets délétères de l'alcool sur le développement du fœtus

L'attitude à l'égard de la consommation d'alcool pendant la grossesse a beaucoup changé en trois siècles. Ce chapitre donne un aperçu des événements clés qui ont eu lieu pour comprendre les risques posés par la consommation prénatale d'alcool. Ce chapitre aborde aussi comment aujourd'hui les femmes changent leurs habitudes de consommation au moment d'une grossesse.

Révélation de l'alcool toxique

La découverte de la nocivité de l'alcool sur le fœtus et le nourrisson est relativement récente.

Une revue de littérature[14] situe la prise de conscience des effets néfastes de l'exposition prénatale à l'alcool au début du XIXe siècle. Benjamin Rush y est vu en précurseur pour avoir le premier pointé la dépendance à l'alcool. Ce médecin, un des pères de la psychiatrie, a fortement inspiré le mouvement moral et religieux de tempérance aux États-Unis qui s'opposait à la consommation d'alcools. Des tracts de cette association dénonçaient l'apparence « malingre, ratatinée et

[14] Sanders, 2009

imparfaite » des enfants de mères alcooliques, ainsi que la surmortalité infantile dans les familles de buveurs. Ces tracts visaient à inciter les femmes enceintes à l'abstinence.

Toujours au XIXe siècle, en Écosse, un essai sur l'ivresse[15] décrit également la dépendance de personnes de tout âge à l'alcool et les effets délétères sur l'organisme et le mental. Les observations portent notamment sur les lésions digestives des enfants allaités par des mères alcoolisées. Trotter s'offusque qu'on puisse donner des punchs alcoolisés aux petits enfants pour les faire dormir. Il décrit ces enfants comme étant « ternes, somnolents et stupides ». Il préconise l'allaitement maternel de mères sobres pour éviter de vicier le goût des nourrissons et de prédisposer plus tard les jeunes à l'alcoolisme.

Il faudra attendre la deuxième partie du XXe siècle pour confirmer les dommages irréversibles de l'alcoolisation prénatale. En 1968, Lemoine, en France, décrit les caractéristiques de 127 enfants nés de mères alcooliques, présentant des anomalies craniofaciales (microcéphalie, affaissement du nez), des troubles cognitifs sévères et un retard de croissance. Cinq ans plus tard, Jones et Smith, aux États-Unis, décrivaient des caractéristiques similaires chez trois enfants et inventèrent le terme de Syndrome d'Alcoolisation fœtale (SAF), en anglais *Fetal Alcohol Syndrome (FAS).*

Selon une analyse des documents d'époque[16], ce label (étiquette, désignation) *FAS* va mettre l'attention sur l'alcool, agent causal d'une gamme de déficiences consécutives à la consommation d'alcool par la mère, et non sur le nom des auteurs ayant découvert le syndrome. Ce syndrome

---

[15] Trotter, 1804
[16] Warren, 2015

nouvellement nommé va grandement contribuer à la reconnaissance de la nocivité de l'alcool chez l'enfant à naître.

Par la suite, la recherche a révélé sans équivoque que l'exposition prénatale à l'alcool provoque un large éventail d'effets néfastes et irréversibles sur le développement[17]. L'Ensemble des troubles causés par l'alcoolisation fœtale (ETCAF), en anglais *Fetal Alkohol Spektrum Disorder (FASD)*, est le terme général qui englobe la gamme des effets néfastes associés à l'exposition prénatale à l'alcool. Les manifestations répertoriées et décrites[18-19] vont de la forme la plus sévère, le SAF, avec les critères de diagnostic suivant :

– série de caractéristiques faciales : rainure entre le nez et la lèvre supérieure aplatie, lèvre supérieure mince, fente des yeux diminuée,

– anomalies du développement du système nerveux avec lésions cérébrales et retard mental

– faible poids à la naissance et en général, non relié à la nutrition

– exposition de la mère à l'alcool à des effets possibles de l'alcoolisation prénatale,

– difficultés d'apprentissage, notamment du calcul et du langage

– troubles du comportement, notamment hyperactivité, motricité, régulation émotionnelle

– répercussions sur l'adaptation sociale, notamment échec scolaire, troubles de conduite

Une stratégie de communication a été mise en place pour informer et faire évoluer la perception des risques de l'alcool

---

[17] Williams et al, 2015
[18] Haute Autorité de Santé, 2013
[19] Gouvernement du Canada, 2023

prénatal auprès du personnel médical et soignant. Une amélioration de l'information des consommateurs a également permis l'acceptation progressive des risques de l'alcoolisation prénatale.

Pharmacocinétique de l'alcool chez les femmes enceintes

La pharmacocinétique de l'alcool dépend de la résorption, du métabolisme et de la distribution dans l'organisme.

Le métabolisme de l'alcool chez les femmes n'est pas le même que chez les hommes. Plusieurs facteurs expliquent cette différence[20]. Le corps d'une femme comporte en moyenne davantage de tissus adipeux et moins de liquide que celui d'un homme. L'alcool étant plus facilement soluble dans l'eau que dans la graisse, il se diffuse avant tout dans le liquide corporel. À poids égal et à quantité égale d'alcool consommé, la concentration d'alcool dans le sang est donc généralement plus élevée chez les femmes que chez les hommes. Par ailleurs, les femmes disposent d'une quantité moindre d'enzymes contribuant à l'élimination de l'alcool qui se trouve ainsi ralentie.

Il existe aussi d'importantes différences individuelles. La capacité d'élimination de l'alcool par les enzymes varie d'une population et d'un individu à l'autre, ces différences étant déterminées génétiquement. De nombreux Asiatiques possèdent à cet égard un système atypique, que l'on retrouve également chez certains individus dans d'autres populations. Cela explique pourquoi l'organisme des personnes possédant ce système atypique réagit violemment à la consommation d'alcool. Au contraire, les personnes plus lourdes ont

---

[20] Addiction Suisse, non daté

davantage d'eau dans leur corps et donc un taux d'alcool plus faible avec la même quantité d'alcool.

L'exposition prénatale à l'alcool et les capacités métaboliques chez le fœtus ont été décrites par Burd et al.[21] À jeun, la concentration maximale d'alcool dans le sang de la mère est généralement atteinte au bout de 30 minutes. L'alcool passant très bien le placenta, la concentration dans le sang fœtal est rapidement aussi élevée que dans le sang de la mère. L'alcool transmis au fœtus est éliminé lentement, car son foie n'est pas suffisamment développé. L'élimination lente s'explique aussi par le fait que le fœtus ingère du liquide amniotique chargé d'alcool, retardant sa dégradation. Pour l'élimination de l'alcool, le fœtus dépend de la capacité métabolique de sa mère. Cette capacité métabolique chez les femmes enceintes peut beaucoup varier, ce qui peut aider à expliquer comment des quantités similaires de consommation d'alcool pendant la grossesse peuvent entraîner des manifestations variables de l'ETCAF.

Compréhension de la nocivité de l'alcool

Peu de femmes ont connu dans leur entourage des cas de SAF. Lena[b] a été témoin d'une situation et elle en a été très marquée : *« J'ai une amie à moi qui est tombée enceinte à 17 ans d'un enfant qu'elle n'a pas voulu. Il a des parties du cerveau qui n'ont pas été sondées [comprendre irriguées]. Il est en chaise roulante, complètement retardé... Le fait de l'avoir vu dans cet état, ça reste pour moi un exemple à ne pas suivre... Je me dis : "Elle avait 17 ans. À 17 ans, tu ne penses pas forcément à ça. Tu sors, tu fais la fête... tu bois, tu consommes la cigarette, mais tu ne penses pas que ça peut t'arriver à toi". »*

[21] Burd et al, 2012

En même temps, Lena évoque des contre-exemples : *« Mais c'est vrai qu'on a aussi connu d'autres mères qui avaient bu pendant toute la grossesse et qui finalement avaient eu des enfants parfaitement en bonne santé... »*

Coralie[c], aussi, mentionne un de ces contre-exemples d'une amie de sa mère qui était dans le milieu médical et qui a continué de boire durant ses deux grossesses sans conséquences pour ses enfants.

Malgré les descriptions scientifiques précises de l'ETCAF, les femmes qui ont une bonne connaissance des risques de l'alcool sur le fœtus et sur l'évolution de l'enfant qui grandit sont minoritaires. Il y a Fabienne[c], par exemple, qui nomme ses connaissances et très consciemment les relie au fait de protéger l'enfant et en même temps de se protéger elle : *« S'il y avait une complication quelconque avec l'évolution de l'enfant, pas du fœtus, mais ensuite quand il grandit, un retard cérébral, moteur, ou un problème d'élocution, ou des yeux ou j'en sais rien, je pense que je me demanderais toujours si c'est à cause de... [moi]... de me dire ça ne peut pas venir de quelque chose que j'ai fait faux... parce que j'ai vraiment fait attention. »*.

La connaissance du métabolisme de l'alcool peut parfois être utilisée pour minimiser le risque. Daphné[c] met en avant sa corpulence « protectrice » : *« Je suis costaud, donc si je bois ça va pas direct me faire un effet très fort, donc j'ai pas l'impression de prendre un risque énorme en buvant un tout petit peu. »*

Une majorité de femmes interrogées ne connaissent pas précisément les conséquences concrètes de la consommation d'alcool durant la grossesse. Souvent elles restent vagues, comme Barbara[c] qui dit : *« Je sais pas, ma cousine elle disait toujours quand on était petites, que ça faisait toujours un grand front, mais je ne sais pas ce que ça veut dire (sourire) »* ou Sylvie[a] qui évoque son manque de connaissances de façon suivante : « on sait que cela peut atteindre le bébé, après... je ne sais pas si cela peut risquer des fausses couches ou des malformations ou après des problèmes cardiaques ou... je ne sais pas exactement. »

Elles ne sont pas non plus au clair sur le fait que le risque de l'alcool est équivalent tout au long de la grossesse. L'idée commune est que les dangers sont surtout présents durant les trois premiers mois, au moment où les organes se forment. Ainsi, Sandrine[a] pense que l'alcool est surtout néfaste durant l'embryogenèse, plus après : « Maintenant, si je prenais une cuite, là je pense pas qu'il pourrait y avoir de malformations puisqu'il est déjà formé. »

Mais alors, si une bonne compréhension de la nocivité de l'alcool fait défaut, qu'est-ce qui mobilise les femmes à changer leur habitude de consommation habituelle ?

Consommation avant grossesse

Si pour certaines, boire de l'alcool se limitait à un verre de vin de temps en temps pour accompagner un bon repas en couple ou avec des amis au restaurant ou lors d'une fête de famille, pour d'autres la consommation était plus soutenue, voire excessive. Le vin et la bière étaient souvent les alcools privilégiés.

Par exemple, Marina[b] consommait régulièrement du vin, tous les jours, quand elle était de sortie et puis pendant les repas à la maison. Coralie[c] aussi aimait particulièrement boire du vin ou de la bière : *« Les gens savent que j'aime bien le rouge, que... voilà, généralement, une petite bière, hm ! »*. Elle décrit ses consommations de la façon suivante : *« Pendant les repas, plus les week-ends, pas non plus une consommation qui était quotidienne, mais quand même pas mal d'apéros après le boulot... Ouais, une consommation un peu festive ou sociale. »*

Des épisodes d'ivresse ont été mentionnés, comme Barbara[c] qui aimait bien faire des soirées arrosées de temps en temps. Si à l'adolescence elle était plus excessive, là elle explique qu'elle l'est moins : *« C'est rare que je sois dans un état... ça m'arrive une à deux fois par année vraiment, où je vomis, ça peut m'arriver, peut-être deux fois par année. »*

L'excès d'alcool dans la population jeune, régulièrement pointé du doigt par les milieux de la prévention, a aussi été évoqué. Voici ce qu'en dit Léna[b] : « À 25 ans, il fallait vraiment à tout prix qu'on boive. Il fallait faire la vraie fête. On a fait du bière-pong*[22] un jeu de boisson [qui amène vite à l'ivresse] ».

Lena[b] raconte aussi un autre épisode d'ivresse. Elle n'aime pas le vin et buvait des cocktails, le Malibu [rhum à la noix de coco], la Passoa [alcool de fruit de la passion], la vodka. *« Des alcools très forts »*. Elle raconte la grosse fête de ses 25 ans où l'alcool coulait à flots. *« Là, c'est vrai qu'on a bu parce qu'on avait pris des chouettes boissons ». « C'était la première fois qu'on se prenait une vraie cuite les deux [elle et son compagnon] »*. Elle est tombée enceinte 3 mois après.

Toutes ces femmes, quelle qu'ait été leur consommation d'avant grossesse, ont diminué drastiquement leur consommation d'alcool ou sont devenues totalement abstinentes le temps de la grossesse et de l'allaitement.

---

*Jeu inventé dans les années 1950 à l'université de Dartmouth aux États-Unis, la partie est généralement composée de deux équipes. Chaque équipe tente de lancer la balle de ping-pong et de la mettre dans un des 6 ou 10 verres qui se situent à l'autre extrémité de la table. Si la balle atterrit dans un verre, la bière contenue dans ce dernier est consommée par un membre de l'équipe du côté du verre. L'équipe gagnante est celle qui réussit à éliminer tous les verres de l'équipe adverse (Bière-pong — Wikipédia).

Changement d'habitude

Souvent, les femmes changent plus leur habitude d'alcool par rapport à une forte norme sociale que par rapport à des normes scientifiques. Ainsi Flore[a] disait : *« Tu sais que si tu tombes enceinte, tu sais que tu pourras plus boire hein !? voilà c'est un peu... populaire comme ça »*. Pour Sandrine[a], c'est instinctif le fait de ne pas boire, du fait de la peur de l'alcool qui vient du discours dominant : *« Le tabou absolu, c'est une femme qui boit enceinte »*. Céline[a] a cette image encore plus connotée : *« Voir une femme enceinte boire... c'est comme si ça allait directement tuer le bébé »*, ce qui l'amène à considérer l'alcool comme « un truc global nocif ».

Certaines femmes qui adoptent l'abstinence se réfèrent à leur propre système de valeurs. Ainsi chez Laura[a] c'est sa décision jugée congruente à la situation qui a primé, malgré une tolérance affichée par le partenaire : *« Il m'a jamais interdit, il m'a dit : Si t'as quand même envie de boire un petit verre t'as le droit, je pense pas que c'est trop mauvais non plus ». Mais moi j'ai dit : « Non, moi ça me va de me passer d'alcool. Donc je continue comme ça »*.

Plusieurs femmes ont utilisé le terme « logique » pour décrire le changement. Svetlana[a] disait : *« Ça me paraît purement logique : on donne pas d'alcool aux enfants, je vois pas pourquoi on en donnerait à un fœtus »*. Pour Marina[b], la logique était clairement reliée à une intériorisation du risque pour la santé de l'enfant : *« Pour moi c'était logique de ne plus boire... Après ça m'est arrivé de boire des petites gorgées juste pour goûter, mais je ne savourais même pas... Je savais que c'était mauvais pour l'enfant, du coup je ne profitais pas »*.

La grande majorité des femmes interrogées a réduit fortement la consommation d'alcool « naturellement » et l'a décidé seule. L'implication active et manifeste du partenaire n'a pas fait l'objet d'une discussion explicite, dans la mesure où les femmes affirment leur adhésion à l'idée de responsabilité maternelle et qu'elles perçoivent l'abstinence comme une norme partagée. Amanda[c], explique cette non-discussion, disant : *« Honnêtement, il n'y a pas eu tellement de discussions. C'est une de ces choses où il était basiquement d'accord avec ce que je faisais et il me faisait confiance pour les détails médicaux de qui, quoi, combien d'alcool et tout ça ».* Dans le couple de Coralie[c], il n'y a pas non plus eu de discussion spécifique concernant la consommation d'alcool pendant la grossesse : *« Je ne sais pas si on en a eu une grande discussion... On n'a pas tellement eu... Je crois ça s'est fait un peu... sur le moment, quoi, ou... ».*

Toutefois, changer d'habitude peut être vécu comme défi pas évident à relever. Ainsi, Léonie[a] s'est demandé si elle y arriverait : *« Je me disais c'est comme avec la cigarette, peut-être que je vais pas réussir à arrêter de boire ! J'avais des craintes, est-ce que vraiment j'y arriverais ?... »* Et de relever que les choses sont bien faites, la fatigue et les nausées ont facilité la transition.

CHAPITRE II.

Recommandations et principe de précaution

Le spectre de l'alcoolisation fœtale est un problème de santé publique mal connu et sous-estimé. Ce chapitre tente de préciser l'étendue du syndrome d'alcoolisation fœtale et comment les recommandations professionnelles donnent un cadre pour contenir ce fléau. Pour autant l'information passe-t-elle ? Les réactions des femmes donnent quelques pistes de réponse.

ETCAF évitable et pourtant répandu

La consommation d'alcool chez les femmes en âge de procréer reste préoccupante en Europe. Dans une enquête en ligne dans 11 pays européens, 15,8 % des femmes enceintes ont déclaré avoir bu de l'alcool pendant leur grossesse. La Suisse était dans le peloton de tête avec 20,9 %[23]. Dans une autre enquête de santé en Suisse, 10 % de femmes enceintes ont indiqué avoir bu du vin ou de la bière une ou deux fois au cours des sept derniers jours, généralement un verre par événement[24]. Une étude menée lors des consultations prénatales au Centre Hospitalier Universitaire vaudois

[23] Mårdby et al, 2017

[24] Bornhauser et al, 2017

(Lausanne, Suisse)[25] a, quant à elle, interrogé la consommation d'alcool au cours des derniers mois, à l'aide d'un questionnaire validé, l'Audit-C. La grande majorité des femmes qui consommaient avaient une consommation faible à modérer. Toutefois, une consommation forte et une consommation excessive (binge-drinking), les deux modes de consommation les plus à risque d'ETCAF, ont été observés chez respectivement 0,9 % et 4,7 % des femmes enceintes. Une recherche australienne a montré que ces deux modes de consommation risqués surviennent surtout avant la prise de conscience de la grossesse. Il s'agit d'un comportement distinct du comportement une fois la grossesse connue[26].

Le risque augmenté de mettre au monde un enfant porteur d'ETCAF en cas de consommation forte ou excessive d'alcool est connu depuis la fin des années 1970. Pourtant, l'ETCAF continue de toucher énormément de personnes à travers le monde. Il existe peu d'études qui chiffrent la prévalence des méfaits de l'alcool prénatal, particulièrement en Europe. Selon une étude récente en France[27], réalisée à partir de données médico-administratives de nouveau-nés hospitalisés, 3207 cas d'ETCAF, dont 452 cas de SAF ont été repérés pour la période allant de 2006 à 2013. Cela représente un cas d'ETCAF sévère pour 2000 naissances et sept cas de SAF pour 100 000 naissances. De l'avis même des auteurs, ces chiffres de prévalence issus de données indirectes sont minimaux. Ils représentent bien l'entier du territoire français (exception faite des territoires d'outre-mer), mais ne représentent pas la réalité. Ils ne prennent pas en compte les cas qui sont révélés après la période néonatale, sachant que le diagnostic des anomalies causées par l'exposition prénatale à l'alcool est difficile chez les nouveau-nés. Par ailleurs, la sous-déclaration de l'usage d'alcool maternel pendant la grossesse, clé du diagnostic, est

---

[25] Meyer-Leu et al, 2011

[26] McCormack et al, 2017

[27] Demiguel et al, 2021

également problématique. Pour ces raisons, il est vraisemblable que la prévalence de l'ETCAF soit nettement plus élevée.

En comparaison internationale, une revue de littérature systématique parle d'une méta-analyse portant sur 24 études menées en Afrique du Sud, Amérique du Nord et neuf différentes régions d'Europe qui a montré une prévalence effectivement plus élevée[28]. L'étude regroupait 1416 enfants et jeunes adultes qui souffraient d'ETCAF, ce qui représente huit cas d'ETCAF pour 1000 personnes dans la population générale. De plus, l'étude a montré qu'une femme enceinte sur 13 qui consommait de l'alcool durant la grossesse avait donné naissance à un enfant qui présentait un ETCAF. Vu que la Suisse compte parmi les pays au niveau de consommation d'alcool le plus élevé, la Confédération suisse suppute un taux élevé d'ETCAF qu'elle estime à 1700 cas par an, dont 170 à 425 cas de SAF[29].

Instauration de recommandations

La reconnaissance officielle du SAF et de l'ETCAF a amené au développement de la prévention.

Une stratégie de communication a été mise en place depuis des décennies pour informer et faire évoluer la perception des risques de l'alcool prénatal. La communication par les médias de masse avec des reportages à la télévision, des articles dans des revues populaires, des campagnes de santé publique et aujourd'hui internet et les réseaux sociaux touchent un large public.

En 1977, le *National Institute of Alcohol Abuse and Alcoholism (NIAAA)*, une agence fédérale du gouvernement

---

[28] Lange et al, 2017

[29] Confédération suisse, OFSP, 2018

américain, recommandait aux femmes enceintes de limiter la consommation d'alcool et de ne pas dépasser deux verres par jour, un risque évident de *SAF* ayant été fixé à six boissons alcoolisées par jour[30].

Cette recommandation a été actualisée en 1981[31] après que la nouvelle technologie des ultrasons ait démontré des apnées chez le fœtus après une faible consommation d'alcool par la mère. Même si ces apnées n'ont pas forcément une signification pathologique, la preuve était faite d'un effet fœtal à toute petite dose d'alcool. Le nouveau message délivré disait : « Il n'y a pas de quantité d'alcool sûre, pas de moment où l'on peut boire sans danger ni de type d'alcool sans danger ».

Deux décennies plus tard, des avis discordants ont été émis s'agissant d'une consommation faible à modérée pendant la grossesse. Des recherches[32-33-34-35] suggéraient en effet qu'une consommation prénatale de deux verres par semaine, voire d'un verre par jour, n'était pas liée à des problèmes de croissance fœtale, de prématurité, ni de problèmes de comportement ou de développement cognitif chez les enfants. Au plan international, les recommandations ont commencé à diverger. La suppression totale de l'alcool pendant la grossesse était préconisée par des groupes d'experts en Allemagne, en France, en Irlande, au Canada, en Autriche et en Suède, alors que la forte modération était préconisée par les experts danois et britanniques[36]. En Suisse aussi, des dépliants

---

[30] Brown et al., 2019
[31] Surgeon general's advisory, 1981
[32] Henderson et al., 2005
[33] Kelly et al., 2010
[34] Kelly et al., 2013
[35] Kesmodel et al, 2012
[36] Doumont & Libion, 2005

destinés au public[37-38-39] prônaient la version assouplie. Il était toujours dit que le plus sûr était de s'abstenir de tout alcool. Toutefois, il était aussi dit que si la femme consommait de l'alcool, la norme était : pas plus d'un verre par jour, lors des repas, pas tous les jours et suppression de toute consommation excessive.

Mais le débat a été rouvert avec la revue systématique de littérature de Flack et al.[40] Celle-ci conclut à une association préjudiciable possible sur le comportement de l'enfant à des niveaux faibles de consommation quotidienne. Des limites sont également pointées du doigt quant à la rigueur de certaines études de la revue. Et de conclure que les résultats de ces études ne devraient pas être considérés comme preuve qu'il existe des doses minimes d'alcool sans risque. L'abstinence d'alcool pendant la grossesse est considérée comme la voie la plus sûre.

De plus, bien des mécanismes génétiques et épigénétiques restent encore incompris, comme la perturbation par l'exposition à l'alcool en début de grossesse des gènes chez l'embryon qui pourraient expliquer les troubles du développement neurologique[41].

Ces résultats ont amené une nouvelle fois à réviser les recommandations, disant qu'il n'existe pas de niveau de consommation d'alcool sans risque connu pendant la grossesse. En effet, il est possible que la consommation d'une certaine quantité soit inoffensive chez une femme, alors que la

---

[37] Confédération suisse, OFSP, 2011

[38] Plateforme « Femmes - alcool - parentalité », non daté

[39] Institut suisse de prévention de l'alcoolisme et autres toxicomanies (Ispa), non daté

[40] Flack et al., 2014

[41] Marjonen, 2018

consommation de la même quantité chez une autre femme peut déjà avoir un effet néfaste sur le fœtus[42].

Au Royaume-Uni, les autorités de santé ont revu leurs recommandations avec une seule ligne de conduite[43] : *« Ne pas boire du tout d'alcool tout au long de la grossesse »*. Dans la foulée, Addiction Suisse[44-45] (anciennement Ispa), Fondation pour la prévention de consommation de substances psychoactives en Suisse, a aussi revu ses recommandations, dorénavant alignées à la norme internationale : *« Zéro alcool pendant la grossesse »*. Ces nouvelles recommandations présentent l'avantage d'un message unique, sans ambiguïté. Mais ce nouveau message n'est pas toujours bien compris.

Réactions aux recommandations

Chez nos interviewées, certaines approuvent le « zéro alcool » et d'autres peinent à comprendre.

Barbara[c] approuve la nouvelle formulation qui préconise uniquement l'abstinence. Elle l'argumente en trois points : *« Premièrement, il s'agit d'une stratégie de communication plus efficace. Deuxièmement, il est préférable d'avoir une recommandation stricte et de laisser les gens décider comment l'adapter (position libérale). Troisièmement, il existe une incertitude quant au risque, de sorte qu'une approche de précaution est préférable. »*

Pour d'autres, il y a toujours une confusion suite aux recommandations non équivoques de ces dernières décennies. Le discours général est souvent contradictoire. Coralie[c] l'évoque dans les termes suivants : *« Des fois, c'est*

[42] Charness et al, 2015
[43] UK Chief Medical Officer, 2016 National Institute for Health
[44] Addiction Suisse, 2021
[45] Addiction Suisse, non daté

dit : "Attention, abstinence totale" et puis des fois, ça dit : "Bon, finalement, un petit verre, machin...", donc ce n'est pas très clair ». Lucie[c], elle, a été surprise que même son gynécologue dise qu'elle pouvait boire de temps en temps, mais cela n'a pas changé sa décision d'être abstinente.

Il y a aussi un certain scepticisme vis-à-vis du message d'abstinence à la lumière des preuves scientifiques peu concluantes. Plusieurs femmes considèrent les recommandations de tolérance zéro exagérées. C'est le cas de Coralie[c] qui voit une incohérence à interdire tout alcool : *« Certaines études montrent que, finalement, ce ne serait pas si dramatique que ça, mais voilà, il ne faut pas... ».* Rahel[c] critique aussi la tolérance zéro des recommandations : *« Si vraiment ils [les scientifiques] savaient qu'un demi-verre de vin toutes les deux semaines, c'est très, très grave pour le bébé, on le saurait, ça serait dit ».* Amanda[c], gynécologue elle-même, est bien informée de l'incertitude scientifique de la consommation d'alcool pendant la grossesse. Elle déplore que personne ne se soit mouillé pour faire des recommandations *« applicables à la vie ».* Elle a opté pour sa propre ligne directrice : *« Comme on ne sait pas à partir de combien c'est un problème, boire le moins possible et s'il y a des écarts de temps en temps ce n'est pas grave. »*

Normes individuelles

Toutes les femmes ont modifié leur consommation, mais l'ampleur de ce changement est variable[46].

L'abstinence stricte a été motivée pour des raisons assez différentes.

[46] Voir aussi Hammer et al, 2022 pour les discours sur le risque de l'alcool pendant la grossesse

Pour certaines femmes, l'abstinence était la solution à un besoin impératif de changement. Adeline[a] l'évoque ainsi : *« Sans enfant, on faisait pas mal la fête... du moment où j'ai su que j'étais enceinte, j'ai coupé le robinet... Je pense que naturellement c'est assez radical, c'est tout ou rien ».*

Il y a aussi les femmes qui considéraient toute consommation d'alcool risquée, si minime soit-elle. C'est le cas de Gabrielle[c] : *« J'ai toujours pensé que nous ne savions pas quand l'alcool pouvait être dangereux pour un enfant, et qu'il était recommandé de ne pas boire du tout, alors j'ai décidé de ne pas boire du tout ».*

L'effet psychoactif amplifié de l'alcool sur le bébé in utero a également motivé le changement radical d'habitude. Ainsi Mélissa[a] se disait : *« Même une petite quantité pour nous peut vite le rendre ivre ».* Alors pour elle, l'abstinence était claire depuis le début. Ainsi elle était sûre de ne pas nuire : *« S'il se passe quoi que ce soit, c'est pas à cause de ça ».*

L'abstinence stricte était aussi vue comme *« la solution la plus simple »* à la crainte de ne pas pouvoir se réfréner et après se sentir coupable. Marina[b] se disait : *« Si je bois un verre OK, mais si après j'ai envie d'un deuxième... Est-ce que j'arriverais à dire non ? Je ne voulais pas me mettre dans cet état de culpabilisation ».* Léonie[a] aussi ne se sentait pas forcément capable de maîtriser sa consommation. L'abstinence lui a garanti *« un total détachement pour ne plus y penser »* et s'est révélée *« hyper rassurante ».*

Les exceptions minimes ont été fréquemment évoquées. En décrivant ces occasions comme des « exceptions » justifiées par des événements spéciaux, tels que Noël ou un mariage, ces personnes interrogées ont souligné que ces occasions représentaient une certaine transgression de l'abstinence stricte qui était leur règle de conduite. Ces exceptions sont minimes (une gorgée, un fond de verre, tremper les lèvres), généralement pas plus d'un verre et jamais d'alcool fort. Les femmes qui ont fait ce choix considèrent qu'une très faible consommation de temps à autre est probablement inoffensive pour le fœtus.

Ainsi, Anna[c] a bu parfois quelques gorgées ou un verre, mais pas plus, lors d'un repas copieux. Elle est certaine qu'une petite quantité d'alcool ne peut pas être nocive pour le fœtus. Elle se distance du discours « zéro alcool » d'une sage-femme qui disait qu'on ne connaît pas les effets, même d'une gorgée ou d'un verre. Anna n'y croit pas : *« Je pense que la quantité fait quand même la différence. »*

Certaines exceptions faites ont été associées au plaisir de goûter un bon produit. Cécile[a] a fait ce type d'exceptions : *« C'est vrai que les vins, des fois, j'ai juste envie de goûter parce que c'est des bons vins et pis que j'aime bien. »*

Plusieurs femmes ont adopté une ligne de conduite moins stricte à partir du troisième mois de grossesse (ou vers la fin de la grossesse). Luisa[a] explique qu'au début, elle n'a plus du tout bu d'alcool. Puis en vacances une semaine, elle a goûté deux trois fois une gorgée de vin, étant rassurée de constater que le bébé se portait bien. Et Violette[a] d'expliquer : *« Ben le premier trimestre est passé... il y a moins de risques... mais bon, c'est une gorgée par semaine, c'est juste pour goûter ».*

La consommation d'un peu d'alcool était généralement associée à une consommation modérée et contrôlée, et donc à un comportement raisonnable[47].

Judith[a] l'illustre de la manière suivante : *« Évidemment je sais que l'alcool c'est mauvais, mais disons que je me gâche pas mes petits plaisirs... Si je veux boire une goutte de vin rouge, je bois une goutte de vin rouge. Mais bon, j'arrive toujours à être dans le contrôle. »*

[47] Voir aussi Hammer et al, 2019 pour le contrôle de soi et la responsabilité maternelle

Clara[a] ne s'est pas fixé une ligne de conduite à l'avance. Elle s'est juste dit qu'elle pouvait boire un ou deux verres de vin de temps en temps. Elle précise : *« Toutes les trois semaines » et « plus de mojitos »*, car à ses yeux l'alcool fort est beaucoup plus risqué. Elle ne culpabilise pas. Le seul inconvénient que Clara voit à sa consommation occasionnelle d'alcool, c'est, le soir, le reflux gastrique acide dû au vin.

Ce n'est pas la même chose pour les femmes de stopper l'alcool quand la consommation était très présente dans les routines quotidiennes. La transition pouvant demander plus d'effort, continuer de boire un peu pourrait être une façon de faire face à cette situation.

CHAPITRE III.

Expérience contrastée du « zéro alcool »

Si la logique médicale et sociale de l'abstinence est de ne pas boire du tout d'alcool pendant la grossesse, la logique personnelle et les expériences vécues peuvent amener les femmes à relativiser le risque et le message d'abstinence. Il est à souligner que l'expérience du « zéro alcool » s'inscrit dans la gestion d'autres injonctions, celles relatives au tabac et à l'alimentation. Comprendre l'expérience des femmes enceintes, leurs raisons, leurs perceptions et leur contexte est l'objet de ce chapitre.

Responsabilité maternelle

La grossesse et l'allaitement constituent des périodes d'ajustement majeur du mode de vie et des comportements attendus en matière de santé.

La responsabilité maternelle à suivre les comportements prescrits est fortement influencée par les discours sur le risque[48-49-50]. Avec la grossesse et l'allaitement, l'alcool

[48] Lupton, 1999
[49] Lupton, 2012
[50] Hammer et al., 2019

change de statut, passant d'un usage a priori socialement acceptable et connoté positivement, à un comportement à risque, associé à une mise en danger de la santé du fœtus.

Depuis une trentaine d'années, un discours basé sur le langage du risque incite la société à adopter un comportement « sans défaut ». Cette attitude est basée sur la surveillance et le contrôle des comportements par un discours moralisateur et normatif. En particulier, les femmes sont encouragées à éviter toute consommation d'alcool pour la protection de l'enfant à naître et du bébé allaité[51-52-53].

Pour des raisons principalement morales, consistant à éviter d'être la cause d'une anomalie fœtale et à respecter le devoir de protection de son enfant, une grande majorité des femmes adoptent une attitude d'abstinence ou de réduction de leur consommation d'alcool. Cependant, changer ses habitudes n'est pas nécessairement un processus aisé[54-55-56]. Même disposées à modifier leurs habitudes de consommation d'alcool, les femmes sont confrontées aux défis de la vie quotidienne à cause des influences sociales et d'informations contradictoires[57].

Les entretiens ont révélé trois étapes caractéristiques de l'expérience du zéro alcool[58]. Les trois étapes présentent chacune leurs défis. La première étape correspond à la période périconceptionnelle, la seconde se situe au moment où la

---

[51] Kangasniemi et al, 2015
[52] Latuskie et al, 2019
[53] Hammer & Rapp, 2022
[54] Hays S, 1998
[55] Meurk et al, 2014
[56] Popova et al, 2021
[57] Gouilhers et al, 2019
[58] Voir aussi Pehlke-Milde et al, 2022 pour la description des étapes de transition de la consommation d'alcool compte tenu de la perception des risques

grossesse est confirmée et la troisième prend place au fil des mois de grossesse.

Trois étapes du « zéro » alcool :

Le risque insaisissable autour de la conception

À ce stade, la grossesse est attendue, mais non encore confirmée. Le risque de l'alcool pour concevoir ou pour le développement de l'embryon est difficilement saisissable. Même si la grossesse est désirée, ce qui est le cas des femmes qui ont témoigné, elles étaient peu à avoir modifié leur consommation d'alcool avant de se savoir enceintes.

Chez celles qui ont fait attention déjà avant la grossesse, quelques femmes avaient un parcours de fausse couche ou de traitement pour infertilité qui les ont incitées à décupler un comportement prudent. Pour Violette[a] : *« Ne pas boire, c'était se donner le plus de chance possible pour que cette fois, ça aille »*. Pour Fabienne[c], être sobre déjà longtemps avant la grossesse, c'était : *« Ne pas gâcher les faibles chances d'avoir un enfant »*. Cependant, lorsque le parcours médical vient à durer, l'abstinence peut devenir pesante, surtout au moment où l'on ne peut pas justifier auprès de l'entourage cette transformation soudaine des habitudes. Ainsi Fabienne a à nouveau consommé entre deux traitements, car pour elle, ne pas sortir, ne pas boire, c'était *« ne plus être soi-même »*.

Quelques autres ont diminué leur consommation d'alcool en prévision d'une grossesse, sans totalement se sevrer. Anna[c] a fait *« plus gaffe »* et bu un peu moins, *« une manière de préparer le corps »*. Lucie[c] aussi a réduit sa consommation d'alcool quand elle a souhaité devenir enceinte pour offrir *« un corps le plus sain possible pour le bébé »*. Elle explique que c'était aussi une façon de se tester : *« Je peux tenir trois semaines sans alcool... Je ne suis pas dépendante... »*.

A contrario, Daphné[c] a continué ses habitudes d'avant, un verre au restaurant ou lié au travail, se disant : *« De toute façon, ça ne va pas marcher ».* C'était peut-être une façon de se protéger elle-même après avoir vécu une grossesse extra-utérine. Ce n'est qu'une fois la grossesse confirmée qu'elle a réduit à *« un schlup de temps en temps ».* Amanda aussi se disait : *« De toute façon, ça ne va pas marcher tout de suite, donc... on ne va pas se considérer enceinte avant de l'être »,* sous-entendu : il ne faut pas croire que quelque chose est certain avant que cela n'arrive. Elle voyait dans son attitude *« une part de superstition ».* Elle a continué à boire deux ou trois verres dans la semaine jusqu'au test positif, des quantités jugées acceptables.

D'autres ont bu davantage et se sont fait du souci par après. Rahel[c] décrit le stress à cause de l'incertitude de son état : « Au jour 25 de ton cycle, tu sais vraiment pas si t'es enceinte ou pas enceinte. Avant de savoir... mon bébé a bu de l'absinthe (rit), du whisky, du vin blanc et de la bière ». Dès le test de grossesse positif, elle a fortement réduit. Cécile[a] s'est retrouvée au chalet à Nouvel An avec des amis. Elle était déjà enceinte, mais ne le savait pas. Elle concède : « Le pauvre, il a été arrosé, mais voilà après j'ai fait super attention. » Sa belle-sœur l'a rassurée ayant vécu la même chose lors de ses propres grossesses. C'est le cas aussi d'Elsa[a] : « Le week-end de la conception, j'ai pris une grosse cuite, mais on m'a dit [quelqu'un de l'entourage] que les deux ou trois premières semaines il n'y a pas de lien entre l'embryon et la maman, donc moins de risque... Dès que j'ai eu un doute, j'ai fait attention, j'ai bu, mais pas en grande quantité ». Patrica[c], elle, était « très, très en souci » après une fête où elle s'est enivrée alors qu'elle ne savait pas encore qu'elle était enceinte. Elle a demandé conseil à un organisme de prévention de l'alcoolisme. La spécialiste lui a dit qu'elle pouvait « déstresser », qu'à ce stade-là de la grossesse « ça passe ou ça casse ». Des explications reçues, elle a retenu que : « Les conséquences sur l'organisation des cellules seraient tellement importantes que peut-être ça donne une fausse couche, ou que si ça donne pas de fausse couche, c'est un bébé qui va aller bien ».

La règle du tout ou rien et son cadre temporel dit : « Au cours des deux premières semaines du développement ou des quatre semaines qui suivent les dernières règles, les effets tératogènes soit déclenchent une fausse couche, soit n'ont pas de conséquences »[59]. Cette règle repose sur le principe qu'avant la nidation et le début des échanges sanguins, le développement de l'embryon ne serait pas affecté par l'alcoolisation maternelle. Basée sur l'expérience clinique, cette règle est en général admise et son application clinique est justifiée et aidante. Récemment, une étude scientifique américaine a confirmé le risque augmenté d'interruptions spontanées au cours du premier trimestre de grossesse. Cette étude a montré que le risque n'est pas lié au nombre de verres par semaine, au type de boisson ou à la consommation excessive d'alcool. Le risque est aussi augmenté lors de faibles consommations d'alcool[60].

Toutefois, une autre issue a été révélée par une recherche scientifique norvégienne. L'étude contredit la *règle du tout ou rien*, montrant une forte corrélation entre le comportement d'enfants de 5,5 ans et l'ivresse ponctuelle de la mère jusqu'à quatre semaines après la conception[61]. L'étude conclut en disant que le plus sûr est certainement d'éviter toute alcoolisation, surtout aigüe, non seulement durant la grossesse, mais déjà avant.

Il existe des consultations spécialisées sage-femme, comme Addi-Vie au Département femme-mère-enfant du

[59] Holzgreve et al, 2007
[60] Sudermann et al, 2021
[61] Alvik et al, 2013

CHUV à Lausanne[62], qui offrent un accompagnement personnalisé et adapté aux besoins de femmes inquiètes des conséquences éventuelles d'une consommation d'alcool périconceptionnelle.

Le secret de la grossesse

Après la confirmation de la grossesse, il y a une étape où certaines femmes ne veulent pas la révéler à leur cercle social par crainte de complications les trois premiers mois, avec une fausse couche spontanée ou la décision d'une interruption médicale de grossesse en cas d'anomalie génétique. De fait, être abstinente est un marqueur social, souvent perçu comme une manifestation extérieure reconnaissable de la grossesse.

Céline[a] a fortement ressenti la pression sociale à ce moment-là : *« C'est rude quand c'est secret ! Parce que c'est chaud à gérer »*.

Daphné[c] a eu la pression au travail, où son chef *« force tout le monde à boire »*, parce que c'est dans sa culture.

Alors pour préserver le secret, les femmes ont tenté de cacher leur grossesse, en développant plusieurs stratégies autour de leur consommation d'alcool.

Une façon de procéder consistait à duper l'entourage en trouvant des excuses pour ne pas boire sans dévoiler la grossesse. Le partenaire jouait souvent un rôle précieux en finissant le verre de sa compagne ou en décrétant : *« C'est elle qui conduit »*. Une autre stratégie était d'inventer des prétextes, comme la prise d'un traitement incompatible avec la prise d'alcool.

D'autres ont mis en balance les conséquences potentielles d'une petite consommation d'alcool pour l'embryon et les

---

[62] Département Femme, Mère, Enfant, Addi-Vie

conséquences sociales d'une révélation à un stade si précoce, estimant que le secret de la grossesse était plus important. Ainsi, Amanda[c] a continué de boire un peu... un ou deux verres jusqu'à douze semaines. A posteriori, elle pense que cette priorité était étrange : *« C'est quand même bizarre qu'on "sacrifie" la sécurité du bébé à ce moment-là, même si le sacrifice est probablement minime, juste pendant l'embryogenèse quand c'est le plus crucial, parce que c'est tellement important que ça ne se sache pas »*. Et de conclure : *« C'est une étape »*.

La différence entre la première et la deuxième étape est à voir dans le changement de consommation d'alcool qui s'est produit au moment de la reconnaissance de la grossesse, passant chez plusieurs femmes, d'épisode d'alcoolisation aigüe à une faible consommation d'alcool pendant l'étape du secret.

Toutefois, l'étape du secret peut prendre encore une autre tournure comme le raconte Amanda[c]. De sa pratique de gynécologue, elle a connu des femmes qui ont intentionnellement attendu jusqu'à neuf-dix semaines pour faire le test de grossesse. Ainsi, *« Officiellement »*, elles n'étaient pas enceintes et les recommandations ne s'appliquaient pas vraiment. Ces femmes jouaient avec le test pour pouvoir encore boire à un événement particulier. Amanda esquisse l'hypothèse de l'ambivalence du début de la grossesse pour expliquer ce type de comportement.

La gestion au fil de la grossesse

Une fois le secret divulgué, il s'agit de gérer le « zéro » alcool au fil de la grossesse.

Pour certaines femmes interviewées, changer les habitudes de consommation d'alcool a été facile et pour d'autres, c'était plus difficile. Elles ont évoqué différentes situations vécues qui ont facilité une conduite d'abstinence et d'autres situations qui l'ont compliquée[63].

Parmi les éléments facilitateurs, les femmes ont relevé les manifestations corporelles fréquentes du début de grossesse, dues aux changements hormonaux. *« Le corps est bien fait »,* témoigne Sandrine[a]. Elle, qui considérait l'alcool comme un plaisir, n'avait plus envie de boire et de fumer à cause de nausées et de fatigue. Cécile[a] aussi n'était plus tentée du fait de nausées et du corps réagissant autrement : *« Je ne supporte plus l'alcool ».*

Les femmes ont aussi souvent exprimé leur volonté de préserver à tout prix la santé du bébé. Céline[a] l'évoque ainsi : *« On peut aimer boire un verre, mais on peut aussi faire l'effort pendant quelques mois d'arrêter de boire pour le petit ».* Lilian[a] renchérit : *« Je me sens très responsable, je dois faire attention à beaucoup de choses, je dois vraiment protéger l'enfant. C'est assez fort ce sentiment de responsabilité, de protection ».*

Dans la littérature il est dit que les femmes se sentent encouragées par la grossesse[64]. Le désir de faire tout son possible pour favoriser la santé du bébé à venir et pour lui éviter tout risque peut ainsi se présenter comme le marqueur privilégié de la construction de l'identité de mère. Elles enfilent le costume de « bonne mère » fait d'altruisme et centré sur les besoins de l'enfant[65]. Pour bon nombre d'entre elles, une « bonne mère » est celle qui est dotée d'une force de caractère et d'une capacité à adopter les comportements requis, quelles que puissent être les difficultés. Cette logique

---

[63] Voir aussi Gouilhers et al, 2019 pour une transition en douceur et les difficultés rencontrées lorsque les femmes changent leurs habitudes de consommation d'alcool

[64] Edvardsson et al. 2011

[65] Hammer et al., 2019

de la santé du bébé avant tout devrait balayer toute faiblesse ou désir personnels de la mère.

Parmi les éléments perturbateurs, les femmes ont évoqué la répercussion du changement d'habitudes sur le moral. Pour Marina[b], renoncer à la consommation d'alcool c'était *« comme un petit deuil à faire »*. Avec la grossesse, elle a tout de suite arrêté, ne buvant plus que de petites gorgées pour goûter pendant un bon repas, *« mais je ne profitais même pas »*. Judith[a] aussi parle de regret tout en continuant une faible consommation : *« Si on fait une bouffe en groupe je prends une goutte et voilà, c'est jamais plus qu'un demi-verre... pas plus, malheureusement ! Ça me manque beaucoup ! »*

Des sentiments d'ambivalence et de culpabilité ont également été exprimés. Plus que les femmes qui ont choisi de maintenir des composants de leur vie sociale en consommant occasionnellement des bières sans alcool, celles qui ont bu de l'alcool, même de façon très modérée, ont dit culpabiliser sur les conséquences possibles pour le bébé. Elsa[a] l'a évoqué de la façon suivante : *« Je me suis toujours dit quand je serai enceinte, je vais pas faire la nana qui s'interdit tout, mais en fait je n'ose pas ! »*. Il lui est arrivé de boire une petite gorgée pour le goût, mais d'ajouter : *« Oui justement les exceptions que j'ai faites et bien je m'en souviens très bien et ça me culpabilise... je me dis j'aurais pas dû... j'analyse trop, je crois, je suis un peu psycho en fait »*. Anna[c], elle, l'a vécu au travail où une « pote » fêtait son départ et où elle ne se sentait pas confortable d'avoir bu quelques gorgées. Même si elle pense que boire une faible quantité ne porte pas de conséquence au fœtus, elle se disait : *« C'est pas bon, d'ailleurs des fois j'ai l'impression qu'elle [bébé in utero] est plus calme après, mais... c'est dans ma tête »*. Ce sentiment de « conscience coupable » a été décrit comme un mécanisme de conformité aux normes[66] qui fonctionne comme une sorte d'autoguide de la gestion de sa consommation d'alcool.

Quelques femmes se sont senties en décalage au milieu d'autres convives, comme Charlotte[a] lors d'une fête : *« Il y en a qui sont déjà un peu joyeux et vous vous êtes totalement plate »*. Au lieu d'être de la partie et de s'amuser avec les autres, certaines s'ennuyaient et voulaient rentrer à la maison. D'autres se sont abstenues de participer à des événements festifs. Sylvie[a] a mieux vécu ce décalage, car heureusement elle avait des amies aussi enceintes, donc : *« On est plusieurs à être décalées par rapport aux autres »*.

Des commentaires et regards de l'entourage ont amené certaines femmes à devoir se justifier ou s'abstenir de peur de ce que les autres pourraient penser d'elles.

Anna a ressenti cette méfiance de ses collègues lors d'un apéro : *« Mais Anna tu bois ? »*. Se sentant jugée, elle s'est défendue : *« Mais non, c'était juste pour goûter »*. Coralie, elle, choisissait les situations où elle pouvait se permettre de boire un verre : « Avec mes parents, je me dis : "Bon, un petit verre de vin" comme j'ai eu l'occasion à Noël. Mais je l'aurais pas fait devant les parents de Corentin (...), il y aurait eu un regard plus... [contrôlant], c'est dangereux, quoi ». Kukla[67] soutient que la consommation d'alcool fait partie d'un ensemble de *« moments marquants »* considérés comme des tests emblématiques pour être une « bonne mère ». L'échec aux tests fait d'elle une « mère indisciplinée », un objet de méfiance et de suspicion.

Ci-après, voici une redéfinition profane du risque cartographiée à partir des expériences relatées par les femmes dans nos études.

---

[66] Root et Browner, 2001
[67] Kukla, 2008

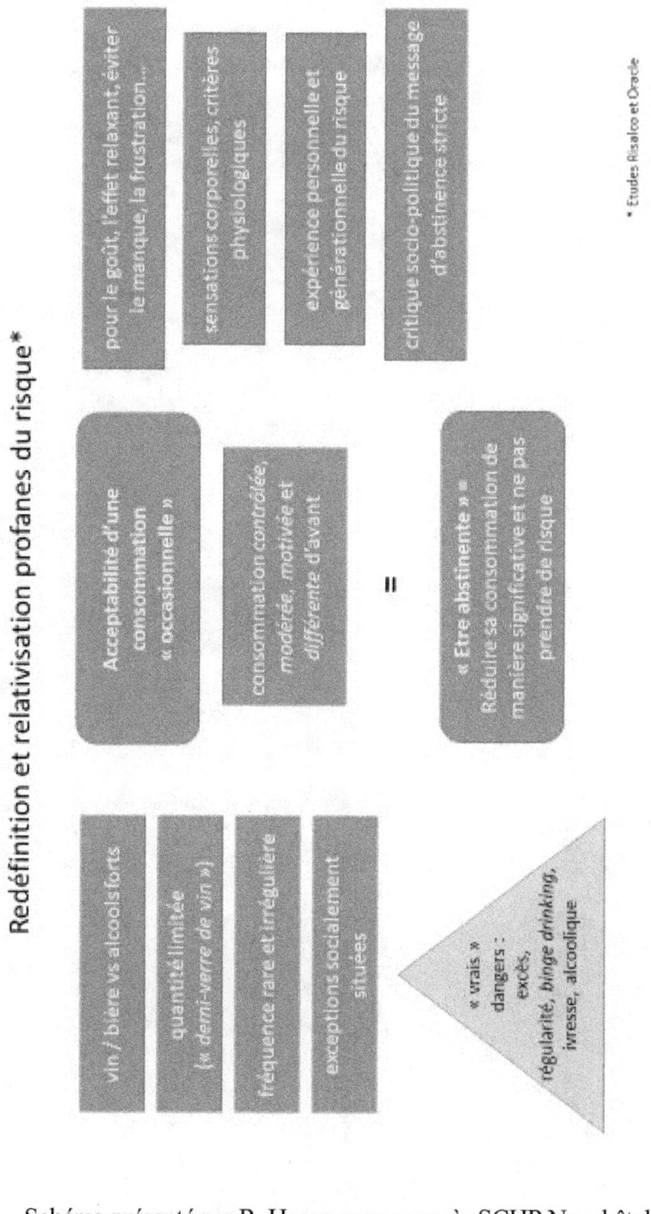

Schéma présenté par R. Hammer au congrès SCHP Neuchâtel, 01.09.2022

CHAPITRE IV.

Autosurveillance

La réponse des femmes aux discours sur les risques se reflète dans leur engagement à s'autoréguler non seulement par rapport à leur consommation d'alcool, mais par rapport à toutes sortes d'autres habitudes de vie. Toutefois, l'identification des comportements sans danger ou au contraire nocifs pour le bébé n'est pas simple du tout, voire stressante.

Gestion plurielle des habitudes de consommation

La norme d'abstinence ou de réduction de la consommation d'alcool est ancrée dans un ensemble plus large de comportements prescrits aux femmes enceintes : arrêter de fumer, éviter certains types d'aliments, s'engager dans un suivi médical[68-69]. Elles sont également soumises à toute une série d'injonctions professionnelles et sociales qui les enjoignent à modifier leurs habitudes et à éviter tout risque par l'adoption d'un comportement irréprochable dans la vie quotidienne. Il leur est ainsi recommandé de faire attention à leur alimentation, à la prise de poids, à la consommation de café ou encore à l'utilisation de produits chimiques (ménagers

---

[68] Lupton, 1999

[69] Lupton, 2012

et cosmétiques)[70]. Ces normes sont relativement récentes. Dans d'autres cultures ou à l'époque de nos parents ou de nos grands-parents, toute cette prévention n'existait pas. Ceci peut expliquer certains manques de connaissances et des différences de discours, moins stricts, dans certaines communautés, mais aussi de la part de certains professionnels.

Toutes les femmes enceintes sont impactées par de nouvelles normes de surveillance alimentaire du fait de leur état. Alors que l'usage de l'alcool et du tabac, lui, s'inscrit dans les pratiques sociales courantes en dehors du contexte de la maternité, mais est proscrit avec la grossesse.

Les femmes enceintes doivent-elles considérer les risques de consommations avec la même intensité ou non ? Voici quelques avis. Lucie[c] affirme que les risques liés à l'alcool sont plus clairs que les risques liés à l'alimentation. Céline[a] pense que l'alcool est vraiment problématique pour le bébé, mais le tabac aussi. Sylvie[a] soutient que la cigarette est encore pire que l'alcool pour un bébé. Lara[c] est d'avis que le tabac est moins nocif que l'alcool. Gérer en même temps ces différentes consommations et la prévention des risques, c'est tout l'enjeu.

Pour ce qui est de l'injonction d'arrêter de fumer, certaines interviewées avaient décidé d'arrêter la cigarette avant la grossesse dans la perspective d'avoir un enfant, plusieurs ont cessé de fumer une fois enceintes, et quelques-unes ont continué à fumer tout en ayant réduit le nombre de cigarettes. Si la consommation de tabac et d'alcool s'inscrit globalement dans une interprétation commune des risques, la transgression au devoir maternel a été décrite plus forte pour le tabac[71]. Plus encore que les risques, c'est souvent d'une réprobation morale dont il est question, caractérisée par une tension entre dépendance et manque de contrôle de soi[72]. Une femme

[70] Hammer et al., 2019

[71] Hammer et al., 2019.

[72] Hammer et Inglin, 2013

enceinte un verre à la main choque certains et certaines, celle d'une femme enceinte cigarette à la bouche heurte encore davantage les sensibilités.

Dans notre collectif aussi, les participantes ont souvent dit que fumer était plus problématique que boire de petites quantités. Le fait de continuer de fumer était vu comme choquant et irresponsable. Cécile[a] et Adeline[a] étaient de celles-ci, trouvant choquant de voir une femme « avec un gros ventre » fumer. Elles-mêmes avaient fait l'effort d'arrêter. La première, qui se qualifiait de petite fumeuse, a arrêté la cigarette un an avant la grossesse à la suite d'un problème de thrombose. La seconde, qui se qualifiait de grosse fumeuse, fumait « bien un paquet par jour ». Elle a arrêté du jour au lendemain quand elle a su qu'elle était enceinte, comme pour l'alcool. Mais arrêter de fumer a été compliqué :

« Je l'ai vraiment rotée (elle rit), l'alcool pas du tout, mais c'est la cigarette (...). Je crois que les premières deux semaines, je devais penser toutes les dix minutes à la cigarette (...) et ça s'estompe semaine après semaine, on y pense de moins en moins et maintenant j'y pense pratiquement plus, voire plus du tout ».* Coralie[c] aussi a arrêté de fumer et de consommer de l'alcool quand elle a découvert sa grossesse. Au début, elle a toutefois gardé une cigarette et a fumé plusieurs fois avec une « vapoteuse ». Elle aimerait arrêter de fumer pour de bon. Des auteurs mettent en garde sur l'existence du phénomène d'auto-titration qui consiste à modifier sa façon de fumer en prenant de grosses bouffées pour obtenir la même concentration de nicotine qu'avant la réduction du nombre de cigarettes[73]. Ce phénomène ne contribue pas à la désaccoutumance tabagique. Mais une raison souvent invoquée pour ne pas stopper complètement est que la cigarette aide à gérer ou limiter le stress. Rita[a], future

[73] Gomez et Marquis, 2005

*expression argotique qui signifie c'était très difficile

maman et infirmière, est convaincue de cela. Garder quelques cigarettes évite l'anxiété du sevrage qui d'après elle est pire aussi bien pour la femme que pour le bébé.

Selon Parrott[74], l'effet relaxant apparent du tabagisme ne reflète que l'inversion de la tension et de l'irritabilité qui se développent pendant l'épuisement de la nicotine. Les schémas d'humeur quotidienne décrits par les fumeurs montrent des humeurs normales pendant le tabagisme et des humeurs qui s'aggravent entre les cigarettes. De fait, fumer n'atténue pas le stress, mais au contraire l'augmente. Il a par ailleurs été démontré que l'arrêt du tabac est sans conteste très profitable pour les nouveau-nés (réduction du petit poids et de la prématurité) et que chez les femmes enceintes l'arrêt du tabac contribue au bien-être, à l'estime de soi et à l'efficacité personnelle[75].

Concernant les risques alimentaires, il en va surtout de la compréhension de la toxoplasmose et de la listériose et comment éviter ces infections. La toxoplasmose peut entraîner des lésions oculaires et cérébrales chez l'enfant à naître et la listériose des risques de fausse couche et de septicémie chez le nouveau-né. Les deux maladies peuvent être prévenues en surveillant certaines denrées d'origines animale et végétale[76-77]. Les risques liés à l'alimentation sont souvent une source d'inquiétude importante chez les femmes enceintes, bien plus que l'alcool. Ainsi pour Maya[b], l'alcool n'a jamais été un problème, ce qui la dérangeait le plus, c'était le salami, le fromage et les sushis. Rita[a] faisait très attention aux fromages en regardant sur les étiquettes que le lait soit pasteurisé. Stéphanie[a] avait tendance à laver la salade, les fruits avec du désinfectant, la *Mutina*, qu'on trouve en Italie, « pour enlever

---

[74] Parrott, 1999

[75] Chamberlain et al, 2017

[76]Confédération suisse, 2008 toxoplasmose-durant-la-grossesse.pdf

[77] Confédération suisse, 2023 Listériose (admin.ch)

s'il y a quelque chose ». Lucie[c] donnait un exemple où par mégarde elle a consommé un aliment pas sûr : « J'ai mangé une huître. C'est vrai que je n'ai pas forcément pensé que ce n'était peut-être pas très prudent (...). L'alcool, je sais que ce n'est pas très bien, ça, je le sais ». Et Amanda[c] de dire aussi que l'alcool est essentiellement une question de « oui non ». Elle trouve l'alimentation plus contraignante, par le fait d'être constamment en train de pister où sont les aliments cachés qu'on n'est pas censé manger, particulièrement lors de repas hors de la maison.

Les femmes avec des chats ou un jardin doivent prendre encore des mesures supplémentaires pour se protéger de la toxoplasmose[78]. Si Lilian[a] a vite été rassurée, ayant deux chats, mais qui ne sortent pas, d'autres femmes, dont le chat sort, doivent se prémunir de l'infection. Elles doivent être attentives à une bonne hygiène des mains et prendre des mesures particulières pour le changement de litière du chat. L'hygiène des mains prévaut également pour les femmes qui travaillent dans l'agriculture, la restauration, le commerce de fleurs ou de petits animaux.

Tactiques alternatives

Pour maintenir leur ligne de conduite et malgré tout vivre selon leurs aspirations à une vie sociale, les femmes ont déployé des tactiques de compensation.

Une tactique évoquée par les femmes qui maintiennent une faible consommation d'alcool consiste à éviter tout alcool fort. Ainsi Clara[a] disait : *« Alors, j'ai pas bu de mojito, donc d'alcool fort, depuis que je suis enceinte. Mais je me prive pas de boire un verre de rouge, même un et demi à une soirée ».* Une autre façon de faire consistait à définir sa propre limite de

78 Confédération suisse, 2008 toxoplasmose-durant-la-grossesse.pdf

consommation, comme Cécile qui disait : *« Bon, on coupe la poire en deux, on diminue, ou bien on boit qu'une gorgée et puis basta »*.

D'autres se sont mises à la consommation de substituts sans alcool, en particulier la bière sans alcool, une solution jugée plutôt satisfaisante. Luisa[a] n'aimait pas trop la bière avant d'être enceinte, mais maintenant elle trouve que c'est un bon substitut. Lucie[c] continue de boire de la bière panachée sans alcool en fin de semaine pour garder le rituel du week-end. Sylvie, elle, se souvient de sa première envie de femme enceinte où elle a envoyé son mari chercher des bières sans alcool pour pouvoir faire un Monaco [sirop grenadine, limonade et bière blonde] : *« Bon, ça n'avait pas la même saveur, mais cela y ressemblait »*.

Toutefois, plusieurs participantes se sont fait des réflexions sachant que des bières affichées sans alcool n'en sont pas complètement exemptes. Lucie[c] l'évoque dans ces termes : *« J'étais surprise de voir qu'il y avait des bières sans alcool avec un peu d'alcool. Parce qu'elles ont 0,5, mais il y a aussi des bières à 0,7. Et puis c'était vraiment écrit en gros sans alcool. Alors bon, ce n'est pas une valeur énorme. [...] Voilà, l'alcool c'est l'alcool »*. Dans le même sillage, Yvana[c] se questionne par rapport à sa posture du « zéro alcool » : *« Est-ce que c'est acceptable ou pas de boire une bière sans alcool, parce qu'il y a quand même un peu d'alcool ? [moins de 1 % à sa connaissance] »*. Sa question est restée sans réponse. Cependant tant Lucie que Yvana ont occasionnellement consommé une bière sans alcool.

Effectivement, la bière sans alcool n'a souvent pas un taux d'alcool nul, quoiqu'il existe des bières avec un taux d'alcool nul[79]. La plupart des bières à faible teneur en alcool, ou sans alcool, sont obtenues à partir de bières alcoolisées auxquelles

---

[79] Wikipédia, Bière sans alcool - Wikipédia (wikipedia.org)

on retire ensuite l'essentiel de leur alcool. Différents procédés peuvent être utilisés.

La majorité des bières dites sans alcool vendues dans le commerce contiennent moins de 1° d'alcool (pour rappel 1 degré d'alcool correspond à 8 grammes d'alcool pur par litre).

Il est à signaler que le cadre juridique entourant la vente et la distribution des bières sans alcool varie considérablement d'un pays à l'autre. En France, la « bière sans alcool » ne doit pas dépasser un titre alcoométrique de 1,2°. Aux États-Unis, ce titre est de 0,5°, en Belgique aussi de 0,5°.

Co-surveillance

D'un côté, les femmes s'impliquent énormément dans de nouvelles habitudes de vie afin de protéger la grossesse et l'enfant à naître. D'un autre côté, elles sont généralement d'avis qu'il est normal que les partenaires surveillent leurs habitudes dans le prolongement naturel de la responsabilité maternelle. Dans notre collectif, la co-surveillance a pris différentes formes.

Sylvie[a] et Lou[c] parlent toutes deux d'une *« responsabilité partagée »*. Ce sont elles qui portent l'enfant, mais il ne leur appartient pas en entier, le père est là pour *« 50 % »*. Elles ne peuvent pas faire n'importe quoi. Le compagnon de Sylvie se fait des réflexions sur ce qu'elle peut manger ou pas. Et pour ce qui est de l'alcool, c'est le copain de Lou qui surveille dès qu'elle goûte disant *« Une gorgée, mais pas plus »*. Il n'y a pas vraiment de divergence, les deux couples sont grosso modo sur *« la même longueur d'onde »*.

Anna partage aussi la responsabilité de sa consommation d'alcool avec son partenaire, mais c'est elle qui est à l'initiative, lui demandant son avis : *« Ça te va si je bois un verre ? »*. Elle explique que c'est important qu'il soit impliqué dans la grossesse. En obtenant son consentement, ils partagent les deux la responsabilité du bébé. Elle n'a pas envie de *« le mettre au pied du mur »*, c'est aussi son enfant. Obtenir son consentement, c'est aussi un moyen s'il y a un souci : « *On était deux quoi... je ne suis pas la seule à avoir pris la décision* ». Ce propos amène Anna à évoquer un même état d'esprit chez les deux qui fait qu'ils sont très amis et que leur couple dure.

Coralie[c] insiste pour que la consommation d'alcool soit le résultat d'une discussion. Ce qui compte pour elle c'est : *« Comment les choses sont dites, sont faites »*. Cela ne devrait pas être du genre : *« Ne fais pas ci, ne fais pas ça »,* mais une attitude compréhensive où : *« Toi aussi [tu] fais concrètement des choses qui montrent que... tu encourages le fait que je prenne soin de notre enfant »*. Ainsi, ça se passe bien, il y a une compréhension mutuelle. Mais en réalité, les choses ne se sont pas passées ainsi. Son propos faisait suite à un vécu mitigé. C'était lorsqu'elle a bu un verre à Noël. Elle a senti un regard de son compagnon qu'elle a interprété comme : *« Attention ! »*. Cela l'a agacée parce que sa consommation était très modérée. Elle ne voulait pas être perçue comme irresponsable, d'autant qu'une autre fois, il avait dit : *« Prends un petit verre si tu veux »*. Et de conclure : *« De toute façon, je n'aime pas quand tu as des discours moralisateurs »*.

Dans le cas de Rahel, l'enjeu est celui de la confiance mutuelle. Elle pensait que son partenaire était contrarié lorsqu'elle faisait une exception et buvait de l'alcool. Pour en avoir le cœur net, elle a fait un test : *« J'ai essayé de boire un verre de vin en cachette ; il est arrivé un peu plus tard et j'avais pas fini mon verre (rit) ; j'ai dit : "Regarde, j'ai bu de l'alcool en cachette" »*. Il n'a pas été contrarié. Il pensait vraiment qu'elle était la meilleure juge pour décider de ce qui est bien.

Ces témoignages montrent que pour qu'une co-surveillance marche bien, les couples auraient avantage à définir ouvertement leur propre façon de gérer les risques.

C'est valable aussi en post-partum. Pour Yvana[c], c'est une continuité de ce qu'on a pu mettre en place pendant la grossesse : *« La responsabilité est la même en termes de poids, parce que les deux sont parents à puissance équivalente. Par contre, en termes de fréquence et d'opportunité, c'est clair qu'avec quelqu'un qui travaille la journée et quelqu'un qui est en congé maternité [...] on est plus souvent responsable »*.

CHAPITRE V.

Attitude de l'entourage

La responsabilité de protéger le bébé de l'alcool n'incombe pas uniquement à la future mère, mais aussi à son partenaire et à la société, qui doivent la soutenir et ne pas l'inciter à boire. Le soutien apporté devrait être compréhensif et bienveillant.

Regard sur les habitudes d'alcool du partenaire

De manière générale, les femmes interviewées ont dit que leur partenaire n'avait pas vraiment changé ses habitudes d'alcool, ceci tant pendant la grossesse qu'en période d'allaitement. Tout au plus a-t-il légèrement diminué sa consommation, ne consommant pas seul à la maison et faisant moins la fête. Généralement il se contentait d'aller boire un verre en dehors de chez eux.

Certaines femmes ont thématisé le fait que leur compagnon aurait pu participer à leur effort d'abstinence. Mais elles ont souvent reconsidéré cette idée. Barbara[c] y avait pensé avant la grossesse, mais ne l'a pas demandé du fait que son partenaire avait déjà arrêté de fumer et qu'elle n'a pas éprouvé de difficulté à arrêter de boire. Coralie[c] ne l'a jamais demandé non plus, car l'alcool ne la gênait pas plus que ça : *« S'il a envie de s'ouvrir une bière, ben il s'ouvre une bière et puis voilà (...) Mais j'étais un peu plus chiante pour la clope (...)*

parce que je trouve qu'il fume un peu beaucoup là ». Demander au partenaire d'arrêter de boire n'était pas non plus une approche compatible avec les rapports sociaux de genre. Ainsi, pour Amanda[c], il aurait été injuste de demander à son partenaire de ne pas boire du tout, n'y voyant pas l'intérêt *« à part d'exercer une certaine forme de contrôle ou lui infliger à lui aussi des restrictions par rapport à la grossesse puisque moi, j'en avais »*.

Lucie[c] ne voit pas non plus pourquoi elle interdirait à son compagnon de boire. *« C'est un peu ridicule »*, dit-elle. Étant donné que le bébé n'est pas dans son ventre, il n'y a effectivement aucun risque de ce côté-là. Et Luisa[a] d'ajouter : « Y a pas besoin que l'autre arrête de boire pour que nous on boive pas ».

Mais pour autant, est-ce vraiment complètement ridicule ?

Anna[c] est ambivalente. La possibilité que son partenaire devienne abstinent serait désirée : « Il y aurait une vraie solidarité qui se créerait ». Mais en même temps, elle pense que cela serait trop lui demander : « Déjà pour moi c'est chiant qu'il profite, il a de la chance ».

Pour Mélissa[a], l'égalité dans les choix, la recherche de consensus, la décision partagée sont autant de facteurs importants pour le fonctionnement du couple. Ainsi pour mettre toutes les chances de leur côté dans cette aventure [grossesse sur traitement de stérilité], elle indique que son conjoint a été complètement solidaire dans l'abstinence : Il m'a dit : « Je te soutiens (rire), chou ».

Si l'on se réfère au genre comme dimension de la vie sociale, un courant novateur développé par les sciences sociales[80], la solidarité dans l'abstinence représente un bel exemple d'un changement majeur des représentations et des

[80] Théry, 2010

valeurs dans les relations homme-femme. La solidarité n'était qu'un désir pour Anna, alors que pour Mélissa, la solidarité est devenue réalité.

Durant l'allaitement, ce qui change, c'est la fatigue des deux parents. Mais Yvana[c] ne pense pas que cela ait modifié les habitudes de son conjoint : *« Bon il y a eu les premières semaines où elle se réveillait plusieurs fois la nuit, donc il était réveillé. C'est pas un grand consommateur d'alcool, donc j'ai pas l'impression que ça ait changé ses habitudes [de boire une bière de temps en temps] »*. À elle, il lui arrive de boire une bière sans alcool *« pas souvent en tout cas »*.

Dans le couple de Lara[c], son compagnon a aussi peu bu après la naissance. Il ne voulait pas être sous l'influence de l'alcool, parce que c'est lui qui s'occupait le plus de son fils (rires) : *« Il déclinait disant : "Non, je ne peux pas boire plus". Et parce qu'il portait le bébé en écharpe, c'était très réel »*.

Soutien reçu du partenaire et des proches

Le soutien est bien plus qu'une question de réciprocité dans la gestion des habitudes de consommation. C'est une attitude globale[81]. Lucie[c] dit avoir découvert son partenaire d'une autre manière, tant au plan émotionnel que pratique : *« Il a des attitudes de bienveillance et plus d'attention auxquelles je n'aurais pas forcément pensé (vider le lave-vaisselle, porter les choses lourdes, donner de son temps pour faire les choses). Ce n'est pas qu'il n'était pas attentif avant. Mais là, on sent encore plus que pour lui, c'est un moment particulier... à vivre ensemble »*.

Grâce aussi à des propos positifs et bienveillants, un partenaire peut donner des clés à sa compagne pour la motiver

---

[81] Voir Hammer, 2019 pour le soutien à la responsabilité maternelle et le contrôle du comportement de la femme

et réussir un sevrage. C'est ce qu'a fait le compagnon d'Adeline[a] en lui exprimant son admiration lors de l'interview de couple pour la recherche RISALCO : *« Moi j'étais complètement scotché quand t'as arrêté de boire et de fumer, enfin comme ça s'est passé (...) Le matin t'avais fait ce test et pis le test était positif. Du coup t'as pris ton paquet de cigarettes et t'as dit : "Bon ÇA, fini", mis à la poubelle (...), et puis t'as arrêté de boire aussi parce qu'on avait l'habitude ouais gentiment, comme tout le monde, de boire des verres. Donc c'était l'arrêt complet* » (...) *« Chapeau ! »* » Ce compagnon était pile dans une stratégie de prévention utilisée par les professionnels, le renforcement du sentiment d'efficacité personnelle[82]. Ce sentiment comprend entre autres la persuasion verbale. C'est-à-dire qu'à travers de suggestions, avertissements, conseils et interrogations, une personne peut être amenée vers la conviction qu'elle possède le potentiel pour effectuer avec succès le comportement qui, autrefois, l'embarrassait. Le comportement embarrassant est ici le sevrage du tabac et l'abstinence d'alcool.

Le partenaire peut aussi se faire l'avocat de sa compagne, en prenant son parti, comme dans ces fameux discours assez souvent entendus et rapportés par Manuella[a] : « Mais un verre tu peux, tu peux goûter ». Même son père, pourtant médecin, véhiculait le discours de tolérance, voire l'incitait à goûter un peu d'alcool malgré tout. Son conjoint constatait que ça avait tendance à l'énerver. Il s'est alors plutôt positionné à dire : *« Mais respectons son choix quoi, elle a décidé de pas boire, je vois pas le problème envers les autres, c'est son choix »*.

Souvent les femmes ont perçu l'abstinence comme une norme partagée par leurs proches, ce qui leur a permis de modifier plus facilement leur consommation d'alcool puisqu'elles ne ressentaient pas le besoin de se justifier. En outre, certaines ont reçu un soutien actif de la part de leur

---

[82] Rondier, 2004 : Analyse biographique de A. Bandura

partenaire ou de leurs proches, par exemple en se voyant proposer des boissons sans alcool attrayantes. Toutefois, dans certains milieux où il y a davantage une culture de l'alcool, les amis, la famille peuvent plus *« encourager »* à boire et cela peut être tentant pour certaines.

Mais aussi la femme, sans être sollicitée à boire, connaît des circonstances où l'envie d'alcool peut surgir. Elle compte alors sur le soutien de son partenaire pour l'aider à gérer les sentiments de tentation. Marina[a] par exemple aurait souhaité que son conjoint fasse l'effort de ne pas boire dans ces moments critiques, sachant qu'elle aurait envie de boire un verre. Mais de constater : *« Il ne l'a pas fait »*.

Sources de conflit

Dans quelques cas, les femmes étaient insatisfaites du soutien reçu par le partenaire ou l'entourage. L'incitation à boire ou le sentiment d'une conduite désavouée ont été les principales sources de confit.

Il y a des comportements malvenus, comme pour Céline[a] lorsque son partenaire a ouvert une bouteille de vin en sa présence. L'évocation de cette séquence a eu lieu en entretien avec le couple. Lui affirmait qu'à la maison, il ne s'était jamais dit qu'il allait ouvrir une bouteille de rouge pour se faire son petit verre. Elle l'a alors coupé dans ses explications pour signifier sa désapprobation. Elle s'est exprimée au conditionnel laissant sous-entendre son vœu que cela ne se reproduise plus : *« Ce serait extrêmement salaud, il l'a fait une ou deux fois ! »*

Une difficulté réside dans l'influence de l'entourage. Des remarques déplacées peuvent éveiller le désir d'alcool, plutôt que de renforcer les efforts d'abstinence. C'est arrivé à Léonie[a]. Dans sa famille, en Valais, il y a souvent minimisation des risques de l'alcool : *« Mais non, faut pas faire tous ces chichis et pis regardez, vous allez bien. Moi j'ai bu un verre de temps en temps [enceinte] ».* C'est dans cet environnement, à l'occasion d'un mariage, qu'une des filles à table a proposé à Léonie de goûter un verre de rouge. Cela a déclenché rétrospectivement une forte réaction de colère chez Léonie : *« Elle me fait chier de mettre cela dans ma tête ! Si je peux m'en passer et bien tant mieux ! Mais ça génère quand même une envie ! On se dit bon pourquoi pas ? Je pourrais goûter ou bien c'est pas si grave. Donc finalement tu goûtes quand même ! Alors que si elle l'avait pas évoqué... c'est comme si elle me tendait une clope ».*

La famille ne comprend pas pourquoi s'encombrer de tant de restrictions. Des critiques portées sur les efforts de prévention consentis peuvent être ressenties de manière offensante. Dans le cas de Léonie, qualifier ses efforts d'abstinence de *« chichis »*, c'est sous-entendre qu'elle en fait trop, qu'elle est inutilement prudente. Elle-même ne se sent pas trop précautionneuse, mais juste adéquate dans ses devoirs de mère. Son effort de prévention lui demande un effort conséquent et pourtant il n'est pas reconnu. Léonie fait des « chichis » pour peu de chose. Elle s'abstient de goûter un verre de rouge à l'occasion d'une fête, alors qu'elle est connue pour bien aimer boire.

Il y a finalement une attitude jugée trop suspicieuse, comme on peut le voir avec le témoignage de Sandrine[a]. Elle a été beaucoup irritée par des regards ou des mots de son compagnon, lui signifiant qu'elle buvait un fond de verre de trop. Lui se défend, disant que c'est plus fort que lui, comme si son angoisse personnelle répondait à sa place. Il n'aime pas être comme ça. Il dit ouvertement avoir un seuil d'intolérance bas. Sandrine[a] lui a déjà dit une ou deux fois : *« Lâche-moi la grappe ! »*. Elle supporte mal, car elle se sent désavouée : *« Il y a un côté comme si j'étais un peu irresponsable et je trouve pas ça respectueux ».*

Les conflits entre les deux partenaires auraient moins de chance de survenir durant l'allaitement, car si la femme boit, elle a le choix. C'est du moins ce que pense Lara[c] : *« Vous pouvez simplement dire : 'Je n'allaiterai pas cette fois-ci' [...] et donner du lait maternisé »*.

Nouvelles responsabilités paternelles

Comme cela vient d'être évoqué, l'attitude suspicieuse du partenaire de Sandrine[a] est motif à conflit dans le couple. C'est une bonne démonstration du stress psychosocial vécu par de nombreux hommes à l'arrivée d'un enfant. Les hommes semblent particulièrement marginalisés et stressés pendant la grossesse. Le fait qu'ils n'aient pas directement l'expérience de la grossesse a été décrit comme un facteur de frustrations ou d'incompréhension[83]. C'est ce que dit aussi le compagnon de Céline[a] : *« L'homme doit se créer un rôle durant la grossesse »*. Il affirme que soutenir moralement sa conjointe, s'agissant des différents questionnements ou doutes, fait partie de son rôle. Toutefois, ce n'est pas évident, car il n'est pas directement connecté à la grossesse. Il ressent un décalage par rapport à ses préoccupations à elle.

La co-surveillance des habitudes de consommation, précédemment décrite, fait partie de ce nouveau rôle. Là-dessus, plusieurs partenaires ont ajouté que si leur compagne devait dépasser les bornes en matière de tabac ou d'alcool, c'était de leur devoir d'intervenir.

Le conjoint d'Elsa[a] l'a exprimé de façon assez carrée : *« Moi je peux influencer le comportement, par exemple niveau cigarette et alcool, ça c'est clair, je suis complètement contre ! Bon si elle mangeait de la viande crue, je ferais tout pour l'en dissuader par le dialogue, mais je me verrais mal le prendre*

[83] Draper, 2003

et le foutre à la poubelle [steak] ! Enfin j'aurais rien à faire avec une fille comme ça ». Le conjoint de Léonie[a] revendique aussi cette mission de garde-fou : *« Oui c'est clairement la responsabilité des deux. Du coup si la femme a décidé de faire un excès, c'est à lui de le lui dire ! de lui ôter le verre de la bouche ! »*.

Typiquement, ces deux partenaires prennent le parti de l'enfant in utero. Le premier dit : *« Si c'est mauvais pour le bébé j'aurais interdit ! »* Le second explique : *« Tu sais que ton enfant il est soumis à ça (...) On devrait pas imposer des choses négatives à quelqu'un qui a pas de prise là-dessus, qui peut pas dire non ! Faut se comporter très correctement, manger sainement, enfin se comporter correctement du point de vue alimentaire et d'un point de vue hygiène de vie »*.

Les témoignages sur les interventions de l'homme en cas d'excès n'étaient que rarement effectifs, le plus souvent ils étaient hypothétiques et fictifs. On peut le constater à la façon de s'exprimer. L'intervention est discrète, un regard ou un petit mot pour dire *« un fond de verre en trop »* en situation réelle ou alors un propos musclé, rejetant *« une fille comme ça »*, plus facile à proférer en dehors de situation. Une autre analyse pourrait relever du concept de la masculinité, faisant référence à l'adoption d'une identité masculine et sexuée. Dans cette perspective, il y a hégémonie masculine, se référant à l'identité socialement attendue, qui donne la priorité au statut dominant de l'homme et à la subordination des femmes[84]. Le rôle du père traditionnel soutient l'hégémonie masculine et entrave ou retarde le rôle parental égal, souhaitable dans la co-surveillance, où un dialogue devrait prévaloir[85].

---

[84] Connell, 2005
[85] Hammer, 2019

CHAPITRE VI.

Information sur l'alcool en période de maternité

Étant donné que les risques de la consommation d'alcool pour la santé fœtale et du nourrisson peuvent être évités, les professionnels de la santé jouent un rôle important dans l'information faite aux femmes en période de maternité. Les femmes enceintes et qui allaitent font confiance aux médecins et aux sages-femmes et espèrent recevoir leur soutien dans cette période où elles sont impactées par de nouvelles recommandations d'hygiène de vie. Or, il n'est pas toujours facile pour les professionnels de conseiller les femmes sur leurs habitudes de consommation et de les assister lorsqu'elles entreprennent de les modifier. Le manque de temps ou de formation, voire la peur de blesser, sont souvent à l'origine des réticences à aborder directement les questions de consommation (notamment d'alcool)[86]. Nos résultats peuvent être utiles aux prestataires de soins en les invitant à prendre le temps de comprendre les femmes en tant qu'individus et d'adapter leur message individuellement à chacune d'elles.

[86] Howlett et al, 2019

Bases du dépistage

Le dépistage de la consommation prénatale d'alcool est généralement justifié par la prévention des dommages fœtaux ou par le fait de donner aux femmes les informations nécessaires pour faire des choix plus éclairés concernant leur vie, ou les deux[87].

Dans ses recommandations, l'OMS[88] dit que la prévention, la réduction et l'arrêt de la consommation d'alcool et de drogue pendant la grossesse et la période post-partum sont des éléments essentiels pour optimiser la santé et le bien-être des femmes et de leurs enfants. Il n'existe pas de niveau de consommation d'alcool sans danger pendant la grossesse. L'OMS recommande donc aux prestataires de soins de santé d'interroger toutes les femmes enceintes sur leur consommation d'alcool le plus tôt possible pendant la grossesse et à chaque visite prénatale.

Au Royaume-Uni, le personnel de santé a maintenant l'obligation de questionner toutes les femmes sur leur consommation d'alcool lors de la première consultation de grossesse, ainsi qu'aux visites suivantes. La consommation d'alcool doit figurer dans le dossier de la mère et nouvellement dans le dossier du nouveau-né pour permettre un meilleur diagnostic du TSAF. Ces pratiques sont énoncées dans les nouvelles directives NICE[89]. Des critiques ont été formulées par différents corps professionnels. Elles portent sur le choix éclairé de la mère quant à ses consommations, la légalité du

---

[87] Bennett & Bowden, 2022

[88] OMS — WHO, 2014

[89] NICE, 2022Fetal Alcohol Spectrum Disorder, quality standard 204, 16 March 2022

transfert de données et la charge supplémentaire pour le personnel[90,91]

En Suisse, le dépistage est généralement réalisé lors de la première consultation de grossesse, majoritairement chez le gynécologue. Bien que, selon la Loi sur l'assurance maladie (LAMal, art. 29)[92], les femmes aient le choix de faire suivre leur grossesse par un médecin ou une sage-femme, la majorité opte traditionnellement pour le médecin. La sage-femme intervient généralement à partir de la mi-grossesse, avec un entretien-conseil, la préparation à la naissance, des consultations de fin de grossesse, le suivi de l'accouchement, le post-partum institutionnel et jusqu'à six semaines après le retour à domicile. L'approche la plus courante utilisée pour le dépistage de la consommation d'alcool est réalisée par un questionnement oral plus ou moins détaillé. En général, les quantités d'alcool consommées sont décrites en « verres standard ». En Suisse, un verre standard correspond à la consommation de 10 à 12 g d'alcool pur.

[90] Lee et al. 2022
[91] Bennett & Bowden 2022
[92] Confédération suisse, Loi fédérale sur l'assurance maladie 832.10, 1994

Aperçu des différentes boissons alcooliques :

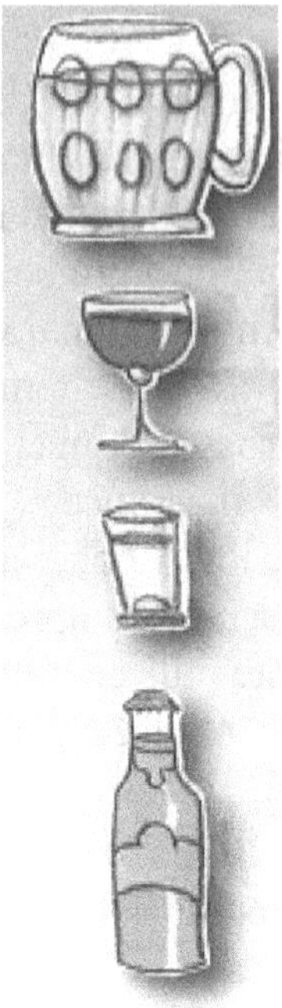

1 verre de bière, 3 dl

1 verre de vin ou de mousseux, 1,5 dl

1 verre de vodka, whisky…, 0,25 dl

Source : avec l'aimable autorisation de la Fédération genevoise pour la prévention de l'alcoolisme (fegpa, 2008).

Une autre façon de faire consiste à proposer un questionnaire-test à remplir par la femme elle-même, par exemple en salle d'attente, puis discuté lors de la consultation. Il existe plusieurs types de tests validés qui permettent l'identification d'une problématique d'alcool durant la grossesse. L'AUDIT-C, une version courte en trois questions à choix multiples, a été développé et est préconisé par l'OMS[93]

[93] Saunders et al, 1993, repris et préconisé par l'OMS

Les trois questions sur la consommation d'alcool (basée sur le questionnaire AUDIT-C)[94] :

À quelle fréquence avez-vous bu de l'alcool ces derniers temps (c.-à-d. depuis que vous savez que vous êtes enceinte) ? (0) Jamais (1) 1 fois par mois ou moins (2) 2 à 4 fois par mois (3) 2 à 3 fois par semaine (4) Au moins 4 fois par semaine Combien de verres d'alcool avez-vous bus ces derniers jours (c.-à-d. depuis que vous savez que vous êtes enceinte) ? (0) Je ne bois jamais (1) 1 gorgée (2) 1 verre (3) 2 verres (4) 3 verres ou plus Combien de fois, ces derniers temps, avez-vous bu occasionnellement 4 verres ou plus ? (0) Jamais (1) Moins d'une fois par mois (2) 1 fois par mois (3) 1 fois par semaine (4) Presque chaque jour
Les deux premières questions permettent de calculer le « score quantité » La troisième question permet de déterminer le « score excès »

94 Voir le guideline FSSF pour le dépistage de la consommation d'alcool, 2017

Il a été démontré qu'il y a moins de sous-estimation des quantités bues qu'avec un questionnement oral[95]. En Suisse, il n'y a pas d'obligation de dépistage et c'est le plus souvent l'approche orale qui est pratiquée. L'information recueillie est reportée dans le dossier de la mère et aussi dans le dossier du nouveau-né. Chaque institution a ses propres documents, avec généralement une rubrique libre « Tabac/alcool/drogue ».

Une étude par questionnaire a révélé que 82 % des sages-femmes en Suisse (N 231) effectuent le dépistage de routine de l'alcool[96]. En 2011, la Fédération suisse des sages-femmes (FSSF) a publié des recommandations de bonne pratique, réactualisées en 2017, sur le dépistage et le conseil en matière de consommation de tabac et d'alcool avant, pendant et après la grossesse. Ce guide a été un outil de travail précieux pour les professionnels de la périnatalité. Faute de moyens pour une nouvelle mise à jour, le guide n'a pas été réactualisé. Il est cependant toujours disponible sur internet 05d_Guideline_f.pdf (hebamme.ch). Pour des recommandations à jour, il faut maintenant se référer à des recommandations internationales.

Expérience du dépistage

Dans notre enquête, les femmes ne distinguent que rarement les questions qui leur ont été posées sur leur consommation d'alcool et l'information qui leur a été dispensée sur le sujet.

Cependant, plusieurs femmes disent que le.la gynécologue ne leur a pas demandé pour l'alcool, mais bien pour la cigarette. C'est le cas de Sylvie[a] : « *Elle a demandé si je fumais... mais elle n'a pas demandé si je buvais* ».

[95] Lemola et al. 2019
[96] McNamara et al. 2005

Certaines émettent des avis sur le fait de n'avoir pas été questionnées sur leur consommation d'alcool.

Céline[a] pense que la gynécologue soit *« s'en fout »*, soit a jugé que *« j'avais l'air d'une personne raisonnable »*. Cet avis suggère un dépistage non systématique, fait à la tête du client, qui interroge le professionnalisme.

Nora[a] dit aussi qu'on ne lui a jamais demandé si elle consommait de l'alcool, ni si c'était difficile d'arrêter de boire. Associer les deux questions aurait fait sens pour non seulement juger de la quantité bue, mais aussi pour le soutien attendu dans une démarche de changement d'habitudes pas toujours évidente.

Cécile[a] non plus n'a pas été questionnée par sa gynécologue. Et de dire comme Nora : *« D'un côté, c'est vrai qu'on aurait pu discuter »*, mais d'ajouter : *« J'aurais peut-être pas dit la vérité complètement non plus parce que je pense que j'aurais passé pour une alcoolique »*. On retrouve dans la bouche de Cécile le fait que le questionnement oral peut fausser le dépistage de la consommation d'alcool.

Nina[c] témoigne encore d'une autre face du dépistage faussé, par le professionnel cette fois. Elle se souvient que le gynécologue n'a pas demandé si elle consommait de l'alcool. Il a lui-même suggéré qu'elle était abstinente : *« Donc, vous ne buvez pas, n'est-ce pas ? »* Formulé ainsi, il est peu probable que la personne réponde : *« Mais oui docteur, il m'arrive de boire »*. Ce faisant, tout échange sur le sujet est clos.

Alicia[a] pense que c'est normal de ne pas avoir été interrogée sur sa consommation d'alcool parce que les contrôles de sang et d'urine renseignent déjà le médecin. *« Si j'avais bu, ça se serait vu »*. L'idée que les examens de laboratoire faits de routine pendant la grossesse puissent dépister la consommation d'alcool est erronée. Par contre, un dépistage par des marqueurs biochimiques spécifiques est possible, mais pose des problèmes d'interprétation. Il n'est pas utilisé pour les femmes enceintes. Donc, le dépistage repose bien sûr des questions.

Ces expériences rapportées par notre collectif montrent un réel écart entre les standards du dépistage et les pratiques cliniques. Aucune des femmes interviewées n'a rapporté avoir été dépistée par un questionnaire standardisé. Celles qui ont parlé du dépistage ont fait part de leur expérience du questionnement oral, mettant le doigt sur des failles de celui-ci. Ces failles ou obstacles ont été identifiés dans une étude australienne[97]. Celle-ci démontre comme de nombreux professionnels ont l'impression que la plupart des femmes ne boivent pas pendant la grossesse, que l'alcool n'est pas une priorité lors d'une visite prénatale limitée dans le temps, que les femmes savent qu'il ne faut pas boire, et que parler d'alcool pourrait provoquer de l'anxiété, de la peur ou de la colère chez les femmes. Les deux derniers obstacles vont être repris dans la suite de ce chapitre.

Bases du conseil en matière de prévention d'alcool

L'encouragement des femmes à changer leur habitude de consommation d'alcool durant la grossesse et le post-partum favorise le passage à l'abstention et contribue à prévenir l'ivresse ponctuelle[98]. La simple distribution de matériel d'information sur les risques pour l'enfant à naître et le bébé allaité, suivie d'une discussion au cours de la consultation ou de l'entretien-conseil peut également conduire à changer d'habitude.

97 Crawford-Williams et al., 2015
98 WHO, 2014

L'entretien motivationnel (EM) selon Miller et Rollnick[99] est un outil de choix pour la conduite d'entretien. L'EM est décrit comme une méthode centrée sur le client ou la cliente qui stimule sa motivation à changer de comportement. L'EM peut être appliqué à toutes sortes de situations où des comportements pèsent sur la santé comme fumer, boire de l'alcool, manger en excès, faire peu d'activité physique. L'EM encourage la décision de changer et utilise les capacités du patient à réussir le changement qu'il souhaite, mais qui peut être freiné par l'ambivalence. L'EM aide les patients à explorer et résoudre leur ambivalence. On peut ainsi planifier et évaluer pas à pas les changements dans le cadre du conseil et du soutien. La méthode est basée sur quatre principes : l'expression d'empathie, le développement des divergences (conflits psychiques internes), la diminution de la résistance au changement, le renforcement de l'efficacité personnelle. Il s'agit de favoriser la prise de conscience des méfaits de l'alcool et de laisser la personne développer ses propres idées pour la résolution de la problématique, sans culpabiliser ou vouloir persuader (jouer au spécialiste). Le renforcement de la confiance est important.

L'EM est une approche exigeante à laquelle les soignants sont formés et entraînés et qu'ils sont supposés utiliser dans leur pratique.

Anna Ferguson[100], une sage-femme spécialisée dans les questions d'abus de substance au Royaume-Uni, propose l'approche conversationnelle, basée sur l'EM et adressée aux femmes enceintes. Le schéma ci-après reprend de façon synthétique les suggestions de cette auteure pour allier EM et maternité :

[99] Miller & Rollnick, 2022
[100] Ferguson, 2021

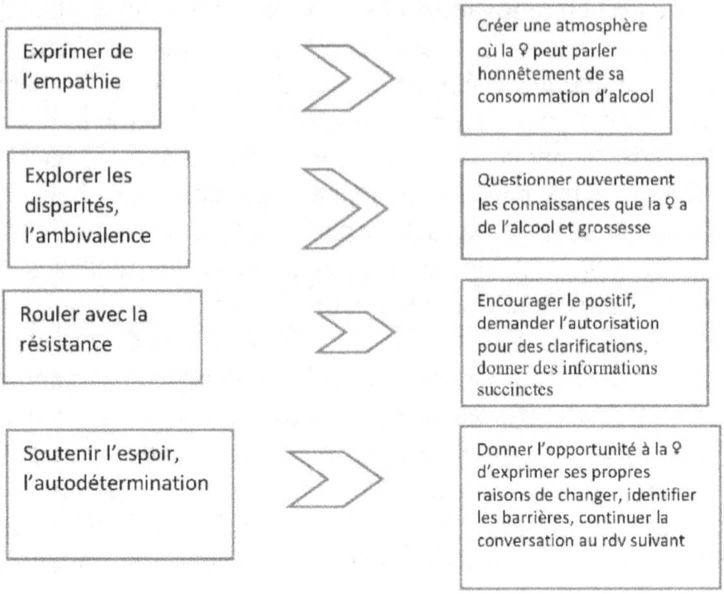

Il peut s'avérer aussi utile en cas de doute d'orienter la femme vers une consultation spécialisée.

Expérience du conseil des professionnels

Nombre de femmes ont rapporté ne pas se souvenir que la question de l'alcool ait été abordée, ni par le gynécologue, ni par la sage-femme. Quelques-unes ont ajouté qu'elles ne les ont pas non plus sollicités, soit que la norme de l'abstinence était une évidence, soit qu'elles se sentaient suffisamment bien informées.

Parmi les femmes qui ont commenté leur expérience de conseil avec les professionnels, plusieurs cas de figure ressortent. Il faut avoir en tête que les sentiments, impressions, souvenirs des femmes ne sont pas nécessairement le reflet exact de ce qui s'est effectivement passé dans la rencontre avec les professionnels. Néanmoins, le point de vue des femmes est instructif.

Nombre de femmes ont rapporté ne pas avoir reçu de conseils détaillés, mais une simple recommandation.

Violette[c] indique que la question a été abordée par la gynécologue, mais de manière très brève seulement : *« Ça a duré deux secondes... C'est en me remettant un petit carnet avec des conseils de grossesse, elle a dit que la consommation d'alcool n'est pas recommandée, puis elle a enchaîné sur d'autres choses, faire attention à tout ce qui est non pasteurisé. Donc, ça n'a pas été une discussion, ni une explication, mais juste une suggestion ».*

Parfois, la recommandation reçue n'était pas compatible avec les opinions personnelles. Stéphanie[a] rapporte que son gynécologue lui a dit qu'elle pouvait boire la moitié d'un verre de vin par semaine [après le troisième mois] *« Je ne suis pas trop d'accord avec lui, moi je préfère pas boire, parce que ça ne me manque pas. ».*

D'autres ont bénéficié d'un conseil professionnel approprié à leur situation. Séverine[a] a été conseillée au moment de l'arrêt de la contraception. Sa gynécologue l'a incitée à ne boire que pendant et juste après les règles et sinon, le reste du temps, de ne pas boire. Séverine a été surprise par le propos en pensant que ça pouvait prendre une année ou deux ans pour tomber enceinte. Elle ne se voyait pas devoir changer aussi radicalement ses habitudes et l'a dit : *« Ça va pas le faire ».* La gynéco a entendu et a répondu : *« OK d'accord, mais une fois enceinte c'est zéro alcool ».* Séverine a alors confirmé qu'elle ne boirait pas une fois enceinte : *« Zéro alcool y a pas de problèmes » [rires].*

Barbara[c] aussi a bénéficié d'un conseil adapté, soutenant et non moralisant. C'est elle qui a questionné sa gynécologue au premier contrôle à deux mois de grossesse : *« Est-ce qu'on est d'accord, un verre de temps en temps c'est OK ? »* Sa réponse a été : *« Ah non vraiment pas, la grossesse c'est zéro alcool ».*

Barbara a alors expliqué que les premières semaines où elle ne savait pas, elle n'a pas fait attention. Elle n'a pas fait d'excès, mais a parfois bu deux, trois verres. Elle souligne que la gynécologue n'a pas eu de propos moralisateur, comme : « Ah, vous avez fait une erreur ». Elle a été rassurée sur ses consommations du début : *« Non, non, ne vous inquiétez pas, au début de la grossesse, ça passe ou ça casse ».* Depuis, Barbara s'est tenue au conseil reçu. Elle est devenue abstinente : *« Après ces deux mois, j'ai complètement stoppé. Après ça m'arrive de goûter en buvant une gorgée ».*

Plusieurs femmes ont reçu des conseils contradictoires. Elles se sont étonnées de la non-homogénéité des messages d'un professionnel à un autre, mais aussi des doubles messages chez un même professionnel.

Anna[c] a eu deux gynécologues et une sage-femme. Un gynécologue n'a jamais mentionné l'alcool. L'autre lui a dit qu'elle pouvait boire un verre de temps en temps à la condition suivante : *« Diluer bien avec de l'eau, en buvant le double d'eau ».* (La dilution de l'alcool avec de l'eau est un conseil que l'on retrouve dans la prévention au Canada). La sage-femme a qui Anna a rapporté ce propos un peu surprenant a répondu : *« Non, parce qu'on connaît pas les effets d'une gorgée ou d'un verre, on sait pas si ça a les mêmes conséquences que si tu bois tous les jours ».* Les deux discours ont laissé Anna sceptique : *« C'est un gynécologue, il est pas censé te dire de boire de l'alcool (rire) ».* Et par rapport à la sage-femme : *« Quand même, quoi, moi j'y crois pas trop ».* Pour Anna, la nocivité de l'alcool avec une gorgée ou un verre ne tient pas la route, il faut boire davantage pour provoquer des dommages au fœtus.

Alya[a] rapporte que son gynécologue lui a dit que boire de temps en temps un verre n'est pas dramatique, mais vu le peu d'évidence quant aux risques pour le fœtus, le risque zéro ne peut pas être garanti. Alya aurait préféré une seule norme, car la dispersion des opinions ne la rassure guère : *« Même selon les médecins, on voit que les perceptions et les points de vue sont différents, donc euh... »*

Amanda[c], rapporte un propos similaire de médecin : *« Il n'y a aucun intérêt à boire, mais c'est probablement pas néfaste si vous buvez un verre de temps en temps »*. Amanda critique ce propos : *« Ça peut tout et rien dire. Pour quelqu'un qui a l'habitude de boire trois verres tous les soirs, un verre de temps en temps c'est deux verres par semaine. Donc... donc je pense que, du fait que le message est flou, les gens qui sont plus détendus par rapport à ça ne sont pas spécialement stigmatisés »*.

Outre l'homogénéité des messages touchant à la quantité d'alcool, des femmes ont déploré le manque d'information sur les risques de l'alcool pendant la grossesse et l'allaitement.

Lena[b] aurait attendu plus d'explications sur les risques de l'alcool chez le fœtus. Connaissant un enfant atteint de TSAF, elle pense que l'information sur la possibilité d'atteintes infantiles irréversibles de l'alcool devrait être plus clairement propagée, surtout auprès de la jeune population : *« Si j'étais gynéco, je pense que je ferais un peu plus flipper les jeunes... parce qu'il y a vraiment des gens qui n'ont pas connaissance des dégâts que l'alcool fait sur le bébé... Je pense qu'elle pourrait dire : "Vous consommez de l'alcool ?" Si oui : "Vous savez, la consommation d'alcool peut entraîner un retard moteur, un risque de bégaiement" ça ne ferait pas de mal, quand même »*.

Daphné pense que si elle n'a pas reçu d'information des professionnels, c'est parce que ce n'est pas sa première grossesse : *« Personne ne m'a parlé de rien »*. Elle a regardé un peu sur internet et a retenu que les conséquences pour la santé fœtale dépendent non seulement des quantités bues, mais aussi d'autres paramètres : *« Si tu es toute frêle, si tu manges beaucoup, pas beaucoup, si tu as un bébé fragile ou pas fragile »*.

Au travers de ces témoignages, il ressort que la complexité des situations fait qu'il est difficile de fournir des conseils « taille unique ». Les femmes attendent des professionnels d'avoir des messages d'abstinence transmis de manière à la fois éthique et efficace, sans provoquer d'anxiété. Une discussion qui intègre les dimensions émotionnelles mérite d'être soutenue[101].

Processus de stigmatisation

Le stigmate a plusieurs sens. Celui qui nous intéresse ici est le stigmate qui a été défini comme ce qui, lors d'une interaction, affecte, en le discréditant, l'identité sociale d'un individu (théorisé par Goffman). Être ou devenir porteur d'un stigmate plus ou moins visible induit dans une société des réactions tantôt de rejet, parfois d'intégration et toujours d'adaptation[102].

D'un côté les femmes se sont émancipées. De manière générale, elles boivent aujourd'hui plus socialement et ouvertement parce que c'est un comportement admis dans notre culture. De l'autre côté, en étant enceinte, la tolérance pour l'alcool s'est durcie. Elles peuvent craindre de se sentir jugées si elles révèlent qu'elles n'ont pas complètement renoncé à boire.

Les femmes de notre collectif ont manifesté des signes de stigmatisation. Anna rapporte un exemple dans le cercle social. Elle n'ose plus boire au restaurant à cause du qu'en-dira-t-on : *« Il y a peut-être des gens à côté qui se disent : "Elle a un verre de vin, elle est enceinte... (rires)" »*. Cécile,

---

[101] Meurk et al, 2014

[102] Plumeauzille & Rossigneux-Méheust, 2014

elle, donne un exemple avec les professionnels. Ainsi, le fait que sa gynécologue n'ait pas abordé la question de l'alcool n'était pas un problème pour elle, au contraire.

Si elle avait demandé ce qu'elle buvait comme alcool, elle n'aurait pas tout dit par crainte d'un jugement malvenu : *« J'aurais peut-être pas dit la vérité complètement non plus parce que je pense que j'aurais passé pour une alcoolique »*.

Ces propos révèlent une stigmatisation dans le sens que ces deux femmes avaient peur du regard de l'autre, qui plus est d'une autorité médicale. De manière sous-jacente, elles ont pu éprouver la peur d'être dévalorisées et d'être perçues comme de mauvaises mères.

Ce qui fait question ici, c'est l'histoire des personnes à la base de la discrimination sociale et la réponse qu'elles y donnent. Cette approche par l'histoire des personnes a notamment été étudiée par rapport à la pauvreté, la délinquance[103].

Lucie[c] a une histoire familiale chargée avec une forte culture de consommation d'alcool. Elle-même était connue pour être *« une bonne vivante »*. Elle a des grands-parents et un frère qu'elles présentent comme étant alcooliques. Elle aussi se dit : *« Une potentielle victime, exposée à la dépendance »*. Elle ne voulait pas transmettre *« ce bout-là d'histoire au bébé »* ni lui transmettre *« ce gène de l'alcool »*. Dans cette situation, on voit comme un stigmate a été propice à l'intégration de la norme d'abstinence pour le bien du bébé. Son gynécologue lui a dit qu'elle pouvait boire de « temps en temps ». Visiblement, il n'était pas au courant de son anamnèse familiale. Elle a été un peu surprise du conseil, mais satisfaite qu'il ne soit pas « psychorigide ».

---

[103] Plumeauzille & Rossigneux-Méheust, 2014

Ce qui serait à retenir pour les professionnels, c'est d'élargir le dépistage à l'histoire familiale et sociale pour permettre l'évocation de stigmas parfois lourds à porter. Les professionnels devraient être capables de surmonter les obstacles qu'ils rencontrent dans l'abord de la question de l'alcool avec les femmes enceintes. Ils devraient également distinguer la logique médicale du risque de l'alcool en période de maternité et la logique profane du risque. Ces deux logiques peuvent différer et faire que certaines femmes relativisent le risque de l'alcool et le message d'abstinence.

CHAPITRE VII.

Compréhension et utilisation de l'information « zéro alcool »

La compétence informationnelle ou littératie est considérée comme une aptitude pour repérer, comprendre, évaluer et utiliser des informations utiles pour pouvoir fonctionner dans le domaine de la santé et agir en faveur de la santé[104]. Avec les informations disponibles dans les documents officiels, les médias, le web, les réseaux sociaux, comment les femmes de notre collectif ont-elles fonctionné et agi ?

Rapport à la littératie

Plusieurs femmes, comme Sylvie[a] ou Rita[a] se souviennent de brochures ou d'affiches dans la salle d'attente du gynécologue où *« c'est marqué zéro alcool pendant la grossesse ».* Souvent elles ont consulté cette information, sans ensuite poser des questions à la visite médicale. Savoir simplement, sans plus de détail, qu'il ne faut pas boire quand on est enceinte leur suffisait. Ce type d'information venait peut-être simplement confirmer ce qu'elles savaient déjà par le savoir populaire.

---

[104] Van den Broucke, 2014

Les informations glanées dans les livres et via internet sont fréquemment évoquées. Elles constituent un complément utile à l'information reçue par les professionnels, voire sont la seule information pour bien des femmes pour ce qui touche à l'alcool durant la maternité. Ce sont principalement elles qui recherchent de l'information, étant plus directement concernées : *« Je pense que B. [le compagnon de Barbara[c]], il va pas aller creuser des questions en avance, regarder ce que je peux manger, c'est plutôt moi qui avais les trucs et qui ai dit : "donc c'est comme ça", "je pense faire ça", et puis, il est d'accord, il y a pas vraiment de question ».* Ce propos de Barbara montre que ses recherches d'informations ont été précédées par le constat de connaissances insuffisantes pour résoudre un problème donné ou pour donner une réponse précise à une question qui surgit.

Judith[a], elle, n'a pas fait de recherches sur internet et son médecin n'a pas non plus abordé la thématique de l'alcool. Au moment de l'interview, elle a pourtant une question restée sans réponse : *« J'aimerais bien savoir si c'est... pour le vin, si c'est la tolérance zéro ? Est-ce qu'il y a vraiment une raison médicale pour dire "il faut pas du tout du tout boire" ou si on a mis tolérance zéro parce qu'il faut pas entrer en excès ? »*

Il a été démontré qu'une personne qui a un faible niveau de littératie ne cherchera pas l'information et n'accédera pas aux services dont elle a besoin. Alors qu'un bon niveau de littératie améliore des choix plus éclairés et accroît l'auto-efficacité en santé[105].

Si les livres semblent davantage dignes de confiance, les femmes se montrent plutôt critiques par rapport aux informations qu'elles glanent sur internet. Fréquemment, les informations trouvées ne sont pas appropriées pour être

[105] Dupuis, 2015

traitées et approfondies, parce que leurs sources diffèrent sous plusieurs aspects.

Dans ses recherches sur internet, Lara[c] est tombée sur une étude indiquant une tolérance de consommation d'alcool pendant la grossesse, elle se dit surprise, et explique cette position par une visée de déculpabilisation des femmes enceintes, l'alcool occasionnel étant le moindre problème pour la majorité des répondantes.

Svetlana[a] retient de ses lectures et discussions avec des gens un manque d'informations s'agissant des seuils d'alcool tolérés : *« Personne parle de quantité, personne parle de rien, on dit : "bannissez, point" »*.

Barbara[c] aussi pense qu'elle n'est pas bien informée, en particulier concernant le risque au début de grossesse. Elle trouve difficile de s'y retrouver entre la rumeur qui dit que tant qu'on ne sait pas qu'on est enceinte, on bénéficie d'une sorte de protection, et ce qu'elle a lu qui dit au contraire que c'est les trois premiers mois qui sont dangereux.

Marie[a] est allée chercher des informations sur internet en lien avec les cuites prises alors qu'elle était déjà enceinte. Elle a vite renoncé à cette source d'informations *« parce qu'il y a tellement tout et n'importe quoi là-dessus »*, à l'exception d'un site (babycenter).

Il est difficile pour bien des femmes de séparer ce qui a de l'importance de ce qui n'en a pas, de distinguer entre ce qui peut être vrai de ce qui ne l'est peut-être pas ou qui n'est simplement pas digne de confiance ou faire la différence entre ce qui est actuel et ce qui ne l'est plus[106].

Certaines parviennent bien à faire la part des choses. Sandrine[a] relève les informations parfois contradictoires, mais si l'on recherche bien le discours dominant, il va dans le sens

---

[106] Dupuis, 2015

de l'abstinence. Léonie[a] aussi dit qu'elle s'est forgé une position entre : *« Lire des livres, écouter les expériences des gens autour de nous, écouter les anciens qui disent "ah nous à l'époque on buvait et il y a pas eu de problème"... On sait que chacun a sa vision des choses [...], c'est à nous ensuite de faire la part des choses, ce qu'on a envie de faire ou pas faire »*.

Pour Céline[a] le tri et l'interprétation se sont révélés plus délicats. Au début de la grossesse, elle passait « sa vie sur internet ». En fin de compte, elle finit par déclarer : *« C'est pas bien [mais] voilà après tu prends tes responsabilités [elle boit de temps en temps un verre] »*. Elle en est arrivée là au prix d'un bombardement de messages qu'elle a trouvé culpabilisants, genre : *« Pas d'alcool hyper dangereux », « Horrible il faut absolument arrêter », « Il faut arrêter trois mois avant de tomber enceinte », « Ça se prépare une grossesse »*.

Pour parer à ces avis contradictoires, certaines femmes ne se basent pas sur le courant dominant, mais se confectionnent leur propre réponse. Pour Cécile[a], l'information la plus fiable a été la *« mayonnaise »* qu'elle a faite à partir de différentes sources (famille, internet) : *« On prend un petit peu de ci, un petit peu de ça. Et pis euh... voilà, moi je, moi je fais comme ça, j'y vais un peu au feeling et pis en me disant, il faut quand même faire attention »*.

Message de prévention illustré (pictogramme)

En France, le code sur la santé publique[107] stipule que toute boisson alcoolisée présente sur son territoire doit porter un message à caractère sanitaire préconisant l'absence de consommation d'alcool par les femmes enceintes. La mention

[107] Code de la santé publique, 2005

doit apparaitre sur l'étiquette. L'opérateur a le choix entre un message écrit ou un pictogramme (couleur ou noir et blanc) : « *La consommation de boissons alcoolisées pendant la grossesse, même en faible quantité, peut avoir des conséquences graves sur la santé de l'enfant* ». Le titre alcoométrique doit apparaitre dans le même champ visuel.

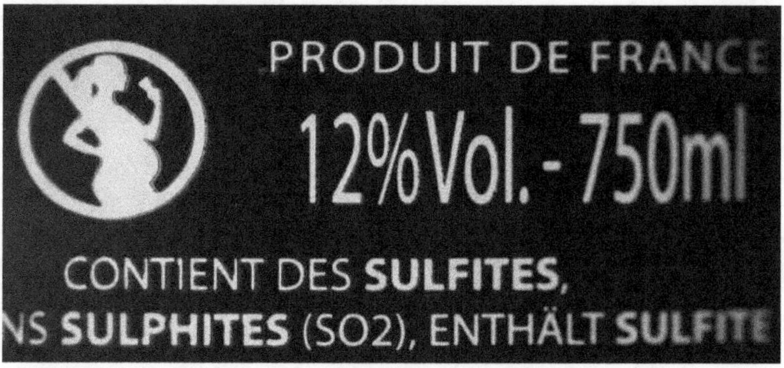

Le Parlement européen n'a pas retenu une proposition d'harmonisation des pictogrammes d'avertissement sur les étiquettes des boissons alcoolisées[108].

Même si en Suisse le pictogramme n'est pas affiché, souvent les femmes l'ont vu et disent : *« Difficile de passer à côté », « Tu le vois partout », « Sur chaque bouteille t'as une femme avec un gros ventre barré »*.

Ce message de prévention est diversement reçu. D'un côté, la recommandation peut protéger la santé et contrer la pression sociale qui pousse à boire. De l'autre côté, le message est perçu comme exagéré.

Les soutiens à ce logo d'interdiction relèvent la clarté du message. Patricia[c] note aussi que ça aide en société : *« Je*

---

[108] Question parlementaire, 2008

trouve qu'au moins c'est clair. C'est clair pour l'entourage aussi. Même si nos mères et nos belles-mères buvaient un verre, dans nos familles, personne nous dit ',mais bois un verre quand même, allez lâche-toi'. Ça, je trouve que ce serait difficile à gérer ».

Les critiques à l'encontre de ce logo pointent le côté radical, extrême du visuel. Lilian[a] trouve *« trop stricte »* et ça la choque. Pour Violette aussi c'est « fort, très fort comme image », à mettre presque mal à l'aise. Cécile[a] pointe une interdiction *« crac crac », « trop dans l'extrême »*. Elle trouve que *« déconseillé »* serait plus approprié. Elle y voit toutefois une utilité pour faire réagir des femmes qui ont des addictions à l'alcool, une sorte *« d'électrochoc »* et qu'elles se disent *« ah ça, ouais, non »*.

En fin de compte, d'après Céline, l'efficacité du logo serait minime, car à la longue « ça fait plus d'effet ».

Une étude qualitative sur l'efficacité du pictogramme français relatif aux boissons alcoolisées pendant la grossesse montre une visibilité insuffisante du logo pour avoir de l'effet[109]. Dès lors, le gouvernement français planche à le rendre plus visible.

[109] Millot et Gallopel-Morvan, 2019

CHAPITRE VIII.

Habitudes de consommation d'alcool en post-partum

L'alcool durant la période d'allaitement a relativement peu été étudié. Il y a une raison éthique à cela. Donner de l'alcool aux femmes, puis faire téter les bébés pour obtenir des mesures du métabolisme et des statistiques, ce n'est pas possible. Les données à disposition proviennent d'études scientifiques isolées et de modélisations qui renseignent sur la dégradation de l'alcool chez les nourrissons. Ce chapitre aborde aussi les us et coutumes qui prônaient ou préconisent encore les bienfaits de l'alcool et comment les femmes de notre collectif perçoivent la consommation d'alcool durant l'allaitement[110].

Alcool et allaitement

De manière générale, l'allaitement a une influence importante sur la santé de l'enfant. L'allaitement a par exemple une influence favorable sur le métabolisme de la thyroïde, offre une protection contre les infections des voies respiratoires et les maladies gastro-intestinales. L'allaitement prévient également une obésité future des enfants. C'est

[110] Voir aussi Del Vecchio, 2018 pour les représentations et perceptions des risques de la consommation d'alcool pendant la période d'allaitement

pourquoi l'allaitement est fortement recommandé. L'OMS et l'UNICEF recommandent un allaitement exclusif pendant les six premiers mois de vie, puis d'introduire des aliments complémentaires tout en continuant l'allaitement jusqu'à deux ans ou plus[111].

Selon l'étude Swiss Infant Feeding[112], la prévalence initiale de l'allaitement en Suisse est de 95 %. Ensuite, plus de 50 % des enfants sont allaités exclusivement pendant au moins 12 semaines de leur vie.

De manière générale, les femmes réduisent leur consommation d'alcool pendant la grossesse, puis un certain temps après l'accouchement, elles reviennent au niveau de consommation d'avant la grossesse ou s'en approchent[113]. Bien qu'on ne dispose pas de données actuelles pour la Suisse, selon Haastrup et al[114], 50 % des femmes allaitantes boivent de l'alcool en Europe. Une étude en Bavière[115] a montré comment la consommation d'alcool s'est modifiée au fil des mois d'allaitement. Les 3 premiers mois de vie de l'enfant, environ 30 % des femmes ont consommé de l'alcool, majoritairement lors d'occasions particulières. Entre 3 et 6 mois, elles étaient environ 50 % et entre 6 et 9 mois, 75 %. La consommation lors d'occasions particulières explique en grande partie ces changements. Toutefois la consommation régulière d'alcool (1 à 3 verres et plus par semaine) a également augmenté, passant de 5 % les 3 premiers mois à 20 % entre 6 et 9 mois.

---

[111] OMS, UNICEF, 2018
[112] Dratva et al, 2014
[113] Giglia, 2010
[114] Haastrup et al, 2014
[115] Rebhan et al, 2009

Us et coutumes d'alcool chez les accouchées

L'alcool pendant l'allaitement n'a pas toujours été combattu.

En Suisse, jusqu'au milieu du XXe siècle, l'Humagne Blanc joue un rôle important au chevet des accouchées, particulièrement dans le canton du Valais[116].

L'Humagne fait partie des tout premiers cépages attestés dès le XIIIe siècle déjà. Il a la réputation de contenir trois fois plus de fer que les autres cépages, d'où les vertus thérapeutiques et fortifiantes qui lui sont attribuées. À l'époque, la cuvaison de la rafle de raisin (charpente de la grappe qui supporte les baies) et des pépins durait plusieurs semaines, ce qui pouvait faire augmenter la quantité de fer présente dans le vin. Des recherches récentes en laboratoire ont montré qu'avec la vinification actuelle, l'Humagne ne possède pas plus de fer qu'un autre cépage. Jusque dans la première moitié du XXe siècle, le « vin des accouchées » était offert aux mères afin de les « remettre sur pied rapidement après l'accouchement. Il leur était recommandé de boire un à deux litres de ce vin par jour pendant une dizaine de jours. L'accouchée le consommait dans une coupe faite en bois de hêtre tourné, spécialement dévolue à cette occasion (voir annexe I). Le vin pouvait être pris sous différentes formes. Mélangé à des épices (cannelle, muscade, girofle, miel) et à des herbes aromatiques (hysope, armoise), l'Humagne Blanc était souvent absorbé chaud ou en panade (soupe au pain grillé). Il a pour fonction de calmer la douleur, fortifier le corps, nettoyer la matrice et refaire le sang. L'argument est aussi de favoriser la lactation et rendre ainsi l'enfant plus fort.

Le nom même d'Humagne proviendrait de Vinum humanum, vin des humains, suggérant qu'un vin pareillement

---

[116] Ouvrage collectif et de référence, Musée valaisan de la vigne et du vin, 2005

nommé ne peut faire que du bien. La coutume d'offrir une bouteille d'Humagne Blanc aux jeunes parents fait toujours partie des traditions valaisannes.

Dans d'autres contrées, il y a aussi des traditions qui poussent les accouchées à boire du vin. Ana[a], une de nos interviewées, évoque les mentalités différentes dans sa famille, entre le Nord et le Sud du Portugal. La grand-mère et la tante disent : *« Ah il faut boire le vin si tu veux avoir le lait. Mais ma famille [qui est de Lisbonne] ne pense pas comme ça ».*

Par ailleurs, la croyance populaire veut que la consommation de bière soit recommandée pendant la période d'allaitement.

En France, une publicité des années 1900 titrait « la bière est nourrissante » (voir annexe II). Elle montre deux mères avec leur bébé au sein. La première est resplendissante de santé et son bébé tout dodu, avec écrit « elle achète sa bière en brasserie ». La seconde est décatie, car sous-alimentée, et son bébé est moribond, avec écrit « celle-là n'en boit pas ». Cette publicité est un témoignage de l'usage courant de bière en période d'allaitement. Elle vante la bière commercialisée, car à l'époque, « acheter sa bière à la brasserie », c'était avoir plus de garanties qu'elle soit bien faite, sans contamination microbienne pouvant mettre en danger la mère et surtout le nourrisson.

En Irlande aussi, pendant des décennies, on a dit aux femmes qu'elles devaient boire de la Guinness — la bière irlandaise brune — pour augmenter leur production de lait maternel et nourrir leur nouveau-né. Il semblerait que, dès 2000 avant J.-C., le peuple sumérien ait prescrit la bière pour favoriser l'allaitement. Avec de nombreux autres aliments — comme l'anis, le fenugrec et le gruau d'avoine — la bière a acquis la réputation d'être un « galactagogue », c'est-à-dire un aliment censé stimuler la lactation. Au fil des siècles, cette croyance s'est imposée dans les traditions du monde entier[117]. Dans notre collectif, la mère d'Eline[a] buvait de la Guinness en allaitant et maintenant elle la vantait à sa fille : *« Tu devrais boire une petite Guinness »*.

Selon une étude étasunienne[118], bon nombre de professionnels conseillent aux femmes qui allaitent de faire une consommation modérée de bière, arguant que celle-ci favoriserait la lactation. Il existe effectivement des éléments indiquant que le malt d'orge dans la bière stimule la production de prolactine. Mais comme l'effet de stimulation n'est pas dû à l'alcool présent dans la bière, la lactation peut aussi être stimulée par de la bière sans alcool.

Ailleurs, la bière est également liée à des coutumes d'Afrique subsahélienne. Ainsi, chez les Sénoufos de Côte d'Ivoire[119], la bière de mil ou tchapalo est une bière traditionnelle brassée localement. Elle serait une boisson énergétique, diététique et nourrissante. Elle combattrait la constipation, les états fébriles et le paludisme. Les femmes Sénoufo en boivent aussi durant la gestation, notamment le tchapalo épicé au piment. Compte tenu des propriétés curatives (« soigne le ventre »), dépuratives (« fait sortir les saletés du ventre ») et amincissantes (« fait sortir les excès de graisse ») qui lui sont reconnues, l'absorption d'importantes quantités est une norme. La consommation peut être imposée par la contrainte.

Pharmacocinétique de l'alcool durant l'allaitement

Sur la base des données disponibles[120], on peut constater que l'alcool passe dans le lait maternel et que la concentration

[117] Bryce, 2018
[118] Mennella, 2002
[119] Bière de mil - Wikipédia (wikipedia.org)
[120] Schwegler et al, 2012

d'alcool dans le lait et dans le sang des femmes allaitantes augmente à peu près parallèlement pour atteindre une concentration maximale après environ 30 minutes. La chute de la concentration d'alcool dépend essentiellement de la quantité d'alcool absorbée. Lorsque le taux d'alcoolémie diminue, la concentration dans le lait maternel diminue également.

À la naissance, des changements physiologiques modifient la capacité métabolique du nouveau-né et celle-ci s'élève rapidement jusqu'à une valeur moyenne de 83,5 % de la capacité de la mère.

La modélisation toxicocinétique permet d'approcher l'élimination de l'alcool bu par la mère dans son propre organisme et dans celui du nourrisson.

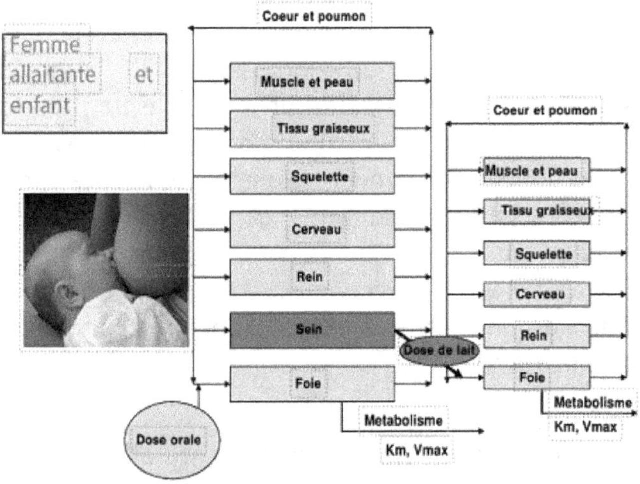

Structure du Modèle de la femme allaitante et du nourrisson (Schwegler et al, 2012)

Le modèle se compose d'un sous-modèle pour la mère et d'un sous-modèle pour l'enfant lié à la mère. Chez la mère, la dose orale d'éthanol est éliminée à plus de 90 % grâce à l'alcool déshydrogénase (ADH), une enzyme hépatique. L'enfant qui reçoit le lait alcoolisé du sein métabolise également l'éthanol dans le foie, toutefois à un rythme plus lent, l'ADH étant plus limité.

L'élimination de l'alcool dans le sang est souvent décrite par une cinétique de Michaelis-Menten, une expression mathématique. Vmax représente le taux de conversion maximal et km la concentration dans le sang veineux à laquelle le taux de conversion est ½ Vmax. Les valeurs spécifiques à l'âge pour Vmax sont tirées de la littérature. (Schipphan et al. 1975 pour les nourrissons [nouveau-né et enfant de trois mois] ; Baraona et al. 2001 pour les adultes[121]) ; elles tiennent compte de l'activité plus faible de l'ADH hépatique chez le nourrisson.

Les estimations d'exposition basées sur des études expérimentales et des modélisations toxicocinétiques montrent que la concentration d'alcool dans le sang des nourrissons allaités est faible après la consommation maternelle de quantités modérées d'alcool (jusqu'à 1/4 l de vin), car seule une partie de l'alcool passe du lait bu dans le sang du nourrisson. Ainsi l'exposition de l'enfant à l'alcool lors de l'allaitement est nettement plus basse que lors de la période fœtale, de 20 à 100 fois moins, ce qui est dû au fait que, durant la période fœtale, l'enfant absorbe l'alcool directement via le sang du cordon ombilical, alors que lors de l'allaitement l'absorption est orale.

Une revue de littérature de 2013[122] va dans le même sens. À savoir que la quantité d'alcool dans le sang des nourrissons par le biais du lait maternel est faible, environ 5 à 6 % de la

[121] Pour ces sources, voir Schwegler et al, 2012
[122] Haastrup et al, 2014

dose maternelle. Donc, même dans le cas théorique d'une consommation excessive d'alcool, les enfants ne seraient pas soumis à des quantités d'alcool cliniquement significatives.

Cependant, bien qu'un nouveau-né nourri au sein soit exposé à une infime partie de l'alcool consommé par la mère, il métabolise l'alcool deux fois moins vite qu'un adulte au cours de ses premières semaines de vie[123].

Les volumes de distribution chez les nourrissons sont plus importants que chez les femmes (environ 90 % de la teneur totale en eau corporelle chez les nouveau-nés, respectivement 80 % chez les nourrissons de 6 mois et environ 60 % chez les femmes). En raison de ces différences de concentration, les effets sur le système nerveux central observés lors de l'exposition à l'alcool pendant la grossesse, tant sur le plan expérimental que clinique, ne peuvent pas être transposés à la situation de l'allaitement.

Il a été démontré que l'alcool ingéré par le biais du lait maternel n'a pas d'effet négatif sur le développement mental, chez les enfants nourris au sein. Par contre, il y a un effet négatif léger, mais significatif sur le développement moteur[124].

Les nourrissons exposés à l'alcool par le biais du lait maternel peuvent temporairement avoir un sommeil perturbé (phases de sommeil plus courtes, sommeil plus léger)[125]. Cela suggère que l'exposition au lait maternel contenant de l'alcool pourrait ne pas avoir d'effet sédatif, comme on le croit généralement.

D'autre part, même avec une consommation modérée d'alcool, il faut s'attendre à une baisse d'environ 20 % du volume de lait dans les premières quatre heures suivant la

---

123 Abel, 1984

124 Little et al., 1989

125 Mennella, 2001

consommation, car les taux hormonaux d'ocytocine et de prolactine sont perturbés (ralentissement du réflexe d'éjection du lait et diminution de la libération de prolactine). Il en résulte un effet inhibiteur avec une diminution subséquente de la prise de lait par le nourrisson[126].

On a également constaté que l'odeur du lait maternel change. C'est une autre explication au fait que les nourrissons boivent en moyenne nettement moins de lait lorsque leur mère a bu de l'alcool[127].

Si l'enfant boit moins, ceci peut à son tour être l'une des raisons pour lesquelles les mères signalent plus souvent des problèmes d'allaitement (mamelons douloureux, quantité insuffisante de lait ou engorgement mammaire). Aussi, les mères qui consomment de l'alcool tout en allaitant risquent de raccourcir la durée totale de l'allaitement.

Finalement, la consommation fréquente ou avec excès peut affaiblir les capacités de jugement et de fonctionnement de la mère.

En raison de ces différents risques, les instances nationales et internationales recommandent de renoncer complètement à l'alcool pendant la période d'allaitement ou de ne boire de l'alcool qu'occasionnellement et en petites quantités. Il faut toutefois savoir que si l'abstinence durant la période d'allaitement est la solution la plus sûre, l'abstinence peut aussi s'avérer contreproductive. Elle peut contribuer à ce que les femmes renoncent à l'allaitement ou écourtent sa durée[128].

---

126 Giglia, 2010
127 Mennella, 2001
128 Greiner, 2019

Perception du risque de l'alcool chez le nourrisson allaité

La perception du risque de l'alcool change-t-elle entre la grossesse et l'allaitement ? Une analyse des témoignages recueillis apporte quelques réponses à cette question[129].

Beaucoup de femmes poursuivent la même ligne de conduite déjà adoptée pendant la grossesse pour des raisons de cohérence, de responsabilité maternelle et de bienveillance envers l'enfant.

Toutefois, de nombreuses femmes ont souligné que les conséquences de l'exposition prénatale à l'alcool sont plus graves que durant l'allaitement. Boire un verre et allaiter dans le cadre de l'accomplissement du devoir maternel sont donc considérés comme compatibles dans la pratique et en termes de normes sociales. Par exemple Rosa[c] estime que les risques n'étaient plus les mêmes en termes de malformation : *« J'ai bu un peu plus que pendant la grossesse (...) ce ne serait pas le même risque que pendant la grossesse (...) il ne risque pas d'avoir une malformation maintenant ! »*. Pour Vanessa[c] aussi, le niveau de vulnérabilité change clairement d'une période à l'autre. Alors qu'elle était méticuleuse pendant sa grossesse, arguant qu'enceinte, il n'y avait pas de consommation sans risque, Vanessa buvait un verre de vin de temps en temps pendant l'allaitement : *« [Le bébé] ne se développe plus [alors que] dans le ventre, j'ai toujours l'impression que [le bébé] grandit et qu'il peut y avoir des dégâts. Je pense que s'il y a encore un peu [d'alcool] dans le lait d'une manière ou d'une autre, il ne peut certainement pas y avoir de dommages, tant que ce n'est pas régulier et excessif »*.

Pour d'autres personnes interrogées, la question de la consommation d'alcool pendant l'allaitement a été influencée par les discours sur les risques de la même manière que pendant la grossesse. Ainsi pour Anna[c], il y a équivalence

129 Hammer et al., 2022

entre les deux périodes : *« C'est comme boire de l'alcool pendant la grossesse, tu sais que c'est pas bien. J'ai l'impression que c'est un peu la même chose, tu sais que c'est pas bien pendant l'allaitement »*. Pour Yvana[c] aussi le risque est le même durant la grossesse et l'allaitement. Elle décrit le même processus de passage ignorant que l'absorption orale par le nourrisson n'aboutit pas à la même alcoolémie que celle qui touche le fœtus : *« Un alcool de 12 %, il doit y avoir déjà un passage avec un demi-verre ou un verre. Et s'il y a un passage d'alcool régulier, ça doit être nocif j'imagine sur le développement neuro et biologique aussi »*.

Dans le récit de Barbara[c], c'est le caractère concret du nourrisson qui est significatif et qui illustre sa détermination encore plus forte de ne pas boire pendant l'allaitement. Elle s'est abstenue de consommer de l'alcool pendant la grossesse en raison d'un possible handicap mental ou physique. Avec l'allaitement c'est le développement psychologique de son enfant qui prime, différenciant clairement la nature de l'être in utero de celle du nouveau-né : *« Il y a une autre dimension, tout d'un coup... ce n'est plus un fœtus lambda que l'on ne connaît pas, dont on ne sait pas ce qu'il est, s'il y a un risque médical ou non. Tout d'un coup, il s'agit vraiment d'elle, de sa personnalité, c'est difficile à exprimer »*. Maya[b] aussi est encore plus déterminée à ne pas boire durant l'allaitement : *« Je pense que pendant la grossesse on peut plus se permettre de tremper un peu les lèvres, mais pendant l'allaitement pour moi c'est zéro tolérance »*.

CHAPITRE IX.

Maniabilité : stratégies alliant consommation d'alcool et allaitement

Les femmes qui allaitent vivent des situations très diverses. Toutefois, les premiers mois de vie avec l'enfant ou les mois ultérieurs ne conditionnent pas de la même manière l'allaitement et les occasions sociales.

Les données disponibles pour conseiller les mères allaitantes sont loin d'être idéales, car il existe peu de preuves scientifiques de haute qualité. Les recommandations disponibles ont une portée limitée.

L'option la plus sûre est d'éviter de boire jusqu'à la fin de l'allaitement. Toutefois, si des femmes souhaitent occasionnellement consommer de l'alcool, des stratégies existent. Elles donnent aux femmes, dans une plus large mesure que pendant la grossesse, la possibilité de contrôler les risques pour la santé du nourrisson[130]. Toutefois, la mise en œuvre de ces stratégies peut s'avérer délicate[131].

---

[130] Voir aussi Hammer et al, 2022 pour la gestion du risque de l'alcool pendant l'allaitement

[131] Voir aussi Gouilhers et al, 2021 pour les efforts des femmes pour penser l'alcool à partir d'un aménagement de l'allaitement

Étapes de transition après la naissance

Les premières semaines après l'accouchement, de nombreuses femmes expliquent que leur expérience de l'accouchement, avec pour certaines des césariennes, un long travail et d'autres complications inattendues, les a rendues particulièrement fatiguées, voire déprimées. Outre la question de la fatigue physique, elles peuvent éprouver des douleurs aigües au niveau du périnée ou d'une cicatrice de césarienne, des contractions utérines (tranchées) ou des douleurs articulaires ou musculaires. Dans certains cas, les douleurs peuvent devenir chroniques. C'était le cas de Maya[b] qui, après son premier accouchement, a eu des douleurs au bassin durant neuf mois, finalement résolues par ostéopathie. Des douleurs peuvent aussi survenir pendant les premiers jours de l'allaitement, du fait de gerçures ou crevasses aux mamelons, ainsi que d'engorgement lors de la montée de lait. Des tensions mammaires sont possibles aussi ultérieurement lorsque le bébé boit moins que d'habitude.

Si les femmes évoquent les moments de bonheur en présence du bébé, la question soudaine de la responsabilité est très présente. Les tétées rapprochées, nuit et jour, les doutes face aux pleurs, sont autant de facteurs à gérer. L'attention se porte essentiellement sur le bien-être du bébé, la responsabilité de la gestion de l'allaitement et la garde d'enfant(s) aîné(s). Les femmes peuvent se sentir débordées. Elles ont parfois à peine le temps de penser à elles, trouver le temps de se doucher ou de manger. De plus, les situations présentant des vulnérabilités d'ordre médical (accouchement prématuré, jumeaux, retard de croissance...) ou précarité psychosociale (chômage, mère célibataire, isolement familial...) ne sont pas à mésestimer.

Dès lors, la plupart des femmes se disent tout simplement trop préoccupées pendant cette période pour envisager de boire, étant accaparées par d'autres préoccupations, interrogations et impératifs nouveaux. Lara[c] précise un empêchement lié à sa santé : *« Les premières semaines, nous ne buvions pas souvent à la maison, parce que de toute façon, je guérissais de ma cicatrice »*. Nina[c], elle, évoque le manque d'occasions : *« Pour l'instant, c'est même pas que j'ai pas envie de boire [...] c'est que j'ai pas eu l'occasion de sortir. Au début il mange genre toutes les trois heures et il faut être disponible. Donc je ne pouvais pas aller faire des tours en ville ou aller faire une sortie de plus de deux heures on va dire »*. Quant à Anna[c], il en va de *« survivre »* au quotidien : *« Les trois premiers mois, la question de boire ou de ne pas boire, finalement elle ne se pose même pas parce que tu es chez toi à essayer de calmer ton enfant qui pleure (rires), ta vie ne ressemble plus à rien »*.

Cette attitude générale de désintéressement pour l'alcool au début de la nouvelle vie familiale comporte une exception : la célébration de la naissance. Yvana[c] relate avoir fêté la naissance de sa troisième fille au champagne. Elle s'est autorisée à boire un tiers de coupe, deux fois avec les deux familles et elle a allaité derrière (rit). À la question du pourquoi, elle explique : *« C'est un peu comme ça qu'on le fait [...]. C'est la symbolique derrière. Le soulagement qu'elle soit née, avoir attendu ce moment longtemps, se l'imaginer et finalement y être »*.

Une fois que les femmes ont repris pied, et que leur bébé a trouvé plus ou moins un rythme de tétées, elles peuvent à nouveau envisager quelques sorties et envisager de boire un peu. Anna[c] indique être, après quatre mois, dans une phase de stabilité émergente et de familiarisation avec le bébé : *« Depuis un mois et demi, on a un petit rythme plus sympathique et du coup c'est plus agréable et on peut recommencer à penser à soi aussi [...]. Ouais, c'est cool maintenant, je la connais bien [sa fille] »*. Et Anna savoure *« de temps en temps de faire une petite soirée »*.

Toutefois, plusieurs femmes préfèrent rester sobres pour être sûres d'être aptes à s'occuper de l'enfant si quelque chose arrive. Il s'avère que le risque de l'alcool n'est pas limité à ce qui passe dans le lait et va au bébé. Le risque de l'alcool est aussi de modifier la vigilance de la mère, des parents. Yvana[c] évoque le coup de fatigue après avoir bu et cet enjeu d'être apte à assurer l'après, disant : *« Si je buvais le soir, si on célébrait quelque chose, je serais incapable de gérer la nuit d'allaitement après, si elle se réveillait, ce serait sûr »*. En plus du souci de bien faire pour ses enfants s'ajoute une question d'image, évoquée par Amanda[c] : *« Ils sont tout petits. Si je dois les amener aux urgences à deux heures du matin, je ne vais pas être le parent qui sent l'alcool »*. Et de suggérer, comme pour la conduite automobile, de choisir un parent qui reste sobre.

Dans la même ligne de vigilance diminuée, il est recommandé d'éviter le cododo si les parents sont sous l'influence de l'alcool. Il a en effet été démontré que c'était une cause de mort subite chez les nourrissons[132].

Ligne directrice pour aménager alcool et allaitement

Que dit la littérature sur la possibilité de consommer de l'alcool en période d'allaitement ?

Pour interférer le moins possible sur l'allaitement et pour protéger la santé de l'enfant, des recommandations australiennes et canadiennes préconisent trois mesures similaires (traduction libre)[133-134].

1. Ne pas boire durant le premier mois après l'accouchement pour que la maturité physiologique du foie du nourrisson opère et que l'allaitement soit bien établi.

---

[132] Carpenter et al., 2004
[133] Giglia, 2010
[134] Best Start. Meilleur départ, 2005

2. Après cette période, limiter la prise d'alcool à 1 ou 2 verres et consommer juste après une tétée pour que l'alcool ait le temps d'être métabolisé avant la prochaine mise au sein.

3. En prévision d'une consommation de plus de 2 verres, exprimer ou pomper le lait en avance et le donner au biberon à la place de la tétée.

Il existe par ailleurs des indications sur le temps d'élimination de l'alcool du lait maternel. Un calcul basé sur le modèle pharmacocinétique prend en compte la quantité d'alcool consommée et le poids corporel de la femme, sachant que l'élimination n'est pas la même chez les femmes de différentes corpulences[135]. Par exemple, une femme de 45 kg qui consomme un verre d'alcool doit attendre 2 heures et 42 minutes pour que l'alcool soit complètement éliminé de son lait, tandis qu'une femme de 70 kg qui consomme la même quantité doit attendre 2 heures et 12 minutes. Un programme de recherche clinique canadien a publié un algorithme adapté de l'étude de Ho et al. qui détaille ce temps d'attente[136]. De façon plus pragmatique, il faut retenir que la dégradation de l'alcool dans le lait de la mère dure environ trois heures par verre standard.

Étant donné que l'élimination suit une cinétique d'ordre zéro (un taux d'élimination constant et prédictible), il a été démontré que le fait de pomper et jeter le lait maternel ne va pas accélérer la dégradation de l'alcool. Seul le temps nécessaire au foie pour désintoxiquer l'alcool dans le sang doit être pris en compte[137].

---

135 Ho et al, 2001
136 Koren, 2002
137 Anderson, 1995

Expérience de consommation d'alcool en post-partum

Des recommandations pratiques sur une possible consommation d'alcool lors de l'allaitement devraient faire partie du rôle professionnel. Il ne suffit pas de prôner le « zéro alcool », car ce faisant, le succès de l'allaitement pourrait être compromis.

Dans notre collectif, peu de femmes ont eu l'occasion de parler concrètement de ces aspects. Anna[c] est une des rares participantes à avoir rapporté un conseil de professionnel. Elle se souvient que sa sage-femme lui a parlé d'un délai de trois heures. « *Elle m'a dit : "Si vous attendez trois heures après un verre, c'est bon". Elle m'a confirmé ça* ». D'autres participantes étaient également au courant d'un délai de quelques heures : *« Ça se dit entre potes, entre amies »*.

Le conseil de la sage-femme d'Anna correspond exactement au temps de l'algorithme pour que le lait maternel soit exempt d'alcool après avoir consommé un verre. Mais ce temps correspond aussi à celui du report de l'allaitement de trois heures après un verre, six heures après deux verres et ainsi de suite. Et là, la situation peut se compliquer.

Certaines ont trouvé difficile de devoir calculer pour concilier boire et allaiter. C'est le cas d'Amanda[c] pour qui : *« Techniquement aux quatre heures [rythme des tétées], on pourrait boire un verre [...] et l'alcool serait éliminé au moment de la tétée suivante. Mais... pff ! je pense que c'est une théorie qu'on fait quand on n'est pas enceinte et puis après... on réfléchit différemment »*. Pour Anna[c], la règle qu'elle s'est fixée n'est pas de quelques heures, mais de bien plus (soir-matin) : *« Le fait de se dire, bon, je vais à une soirée, mais peut-être qu'à une heure du mat elle va se réveiller et il va falloir l'allaiter, c'est pas possible. Il faut que je puisse l'allaiter à 6 heures le lendemain »*. D'où la reprise de l'habitude d'alcool qui ne dépend pas seulement d'un calcul de dégradation d'alcool, mais qui dépend du comportement du bébé qui ne se réveille plus au milieu de la nuit.

Vient s'ajouter la question de pomper le lait en avance ou donner du lait de substitution. Lara[c] n'a pas éprouvé de mal à cela, car chaque fois qu'elle devait se rendre quelque part, soit elle apportait du lait tiré, soit elle donnait du lait en poudre. Pour elle, la question de l'alcool est moins saillante que la question de la nudité : *« Si j'ai envie de boire un verre de vin, je tire un peu de lait ou je prends du lait maternisé et le problème est résolu »*. En revanche, elle ne s'imagine pas allaiter en public : *« C'est juste parce que je ne suis pas à l'aise avec le fait que mon corps soit exposé en public »*. Pour Lena[b], qui de toute façon pratique un allaitement mixte, donner un biberon de lait en poudre est une bonne solution s'il n'y a pas un laps de temps suffisant et que l'enfant a faim : *« Alors je préfère nettement donner du lait en poudre plutôt que donner de l'alcool à mon bébé. Ça, c'est clair et net »*. Anna[c], elle, pratique un allaitement complet, ce qui veut dire qu'elle n'arrive à extraire qu'une petite provision de lait à la fois : *« Deux semaines de tirage de lait juste pour une soirée... c'est un peu compliqué en termes logistiques ! »* Sa stratégie est plutôt de restreindre la quantité d'alcool qu'elle s'octroie afin de pouvoir allaiter sans devoir attendre longtemps, tout en évitant de donner du lait qui serait encore affecté par l'alcool.

Mais reporter l'allaitement à plusieurs heures après la consommation peut aussi générer de l'inconfort dû à un engorgement. Il peut s'avérer nécessaire d'exprimer du lait pour se soulager. Et ce lait tiré ne pourra pas être donné à l'enfant. Il devra être jeté. Ce cas de figure a beaucoup fait réfléchir Yvana[c] : *« On ne peut pas non plus rester des heures ou bien il faut tirer [...]. Est-ce que j'arriverais à jeter le lait si jamais je voulais vraiment boire à un repas exceptionnel ? Je trouve difficile. Je préférerais pas boire que de jeter le lait que j'ai tiré. C'est tellement difficile psychologiquement d'utiliser un tire-lait, et tellement précieux ce qu'on a. À la fin, je préfère ne pas boire ».*

Quelles que soient les stratégies déployées, les femmes ne sont pas seules, elles doivent composer avec le bébé. Et là, parfois les choses ne se passent pas comme prévu. Rentrant d'un apéritif avec des amis, Lou[c] avait prévu, au besoin, de donner du lait congelé. Lorsqu'au milieu de la nuit sa fille se réveille, elle refuse obstinément le biberon que lui proposent ses parents. Elle hurle. Lou finit par lui donner le sein : *« Le lendemain tu culpabilises. J'avais un peu quand même le sentiment de l'avoir empoisonnée ».* Elle qui pensait qu'après la grossesse elle serait beaucoup plus libre, se disant qu'elle pourrait jongler en tirant son lait et en le donnant au biberon, elle déchante : *« Du coup, je jongle avec rien du tout ».*

Les bébés ont besoin de temps pour s'adapter à un changement dans leur routine. Le temps d'adaptation entre allaitement et biberon est très variable d'un bébé à l'autre. Il est rare que cela se fasse du jour au lendemain, sans que bébé rechigne. Dans le cas de Lou, on peut se demander si le bébé était déjà habitué à boire du lait maternel au biberon. Faire accepter le biberon à un bébé allaité peut se révéler difficile, dans d'autres circonstances aussi, comme en prévision de la reprise du travail. Pour les bébés, passer d'une expérience familière au sein à celle du biberon peut nécessiter temps et patience. Ici, en pleine nuit, avec les parents fatigués après une fête, les conditions de patience n'étaient pas requises. La solution exceptionnelle de donner malgré tout le sein dans cette situation confuse n'était pas une catastrophe. Le bébé n'a pas été « empoisonné » comme le dit la maman. Il n'aura eu qu'une faible alcoolémie après avoir bu du lait maternel non encore purifié de tout alcool.

Le conseil qui émerge d'une telle situation est qu'il ne suffit pas de faire une provision de lait maternel, il faut habituer le bébé à prendre le biberon en situation calme, pour être sûre que cette stratégie est utilisable facilement. À relever que l'implication d'une personne non allaitante, ici le père, pour donner le biberon, était une idée bienvenue. À réessayer au calme.

Besoin de se justifier

Dans cette étape où la situation est relativement normalisée, avec davantage de vie sociale et occasionnellement une consommation d'alcool, les femmes sont davantage soumises au regard public[138]. Des femmes ont évoqué le risque d'être critiquées lorsqu'elles sont avec le bébé dans un restaurant et qu'elles commandent un verre de vin. Ce sentiment de se sentir jugée par les personnes environnantes peut même survenir alors que la femme n'allaite plus, en raison d'un sevrage précoce. Afin de prévenir ce type de situation, des femmes éprouvent le « besoin de s'expliquer » et de justifier le caractère acceptable de leur consommation.

Yvana[c], par exemple, est sortie un soir au restaurant laissant la garde du bébé au papa. Elle était contente de sortir. Avant de partir, elle avait allaité et bercé sa fille pour qu'elle s'endorme. Arrivée au restaurant, au moment de commander un verre de blanc, elle s'est justifiée sans que son amie dise quoi que ce soit : « J'ai dit un truc comme `j'ai allaité donc je m'autorise à boire un verre ´ », sachant que la prochaine tétée ne surviendrait que le lendemain. Elle a ressenti le besoin de lui dire, pas par peur d'être prise en faute, mais un peu par culpabilité *« de ne pas être dans l'idéal à 100 %, dans le parfait à 100 % »*. Elle-même disait : *« Je fais passer mon plaisir personnel avant »* bien qu'elle ait tout organisé pour

[138] Voir aussi Gouilhers et al, 2021 pour l'expérience de transformation des goûts et de l'obligation de rendre des comptes publiquement

laisser sa famille dans une ambiance sereine et avoir calculé pour que la prise de risque soit minimale.

Olivia[c] va plus loin, expliquant de manière un peu provocatrice que boire un peu d'alcool est propice à la détente et que cela lui permet d'être une meilleure mère. Les femmes qui allaitent et qui tiennent ce genre de propos cherchent à rendre compte qu'elles prennent bien soin de leur bébé tout en n'étant pas abstinentes.

Certaines femmes décrivent une diminution de leur attrait pour le vin du fait du goût et de l'odorat hyper développé pendant l'allaitement. Après l'abstinence pendant la grossesse, Fabienne[c] raconte un premier contact décevant avec le vin : « Vous me direz : "Mais pourquoi ne pas boire du tout ?" Ben parce que j'ai pas envie d'oublier... je re-goûte de temps en temps le vin parce que j'ai trop peur que le jour où je recommencerai... ce ne soit plus ce que j'aime ».

D'autres au contraire ont des propos de mise à distance, comme Isalyn[c] qui parle *« d'un pauvre verre de vin », u*ne façon de se détacher du produit et de son goût. Imaginer que ce qu'elle boit va atteindre le bébé est plus fort que le vin qu'elle appréciait tant auparavant.

Ces propos sont révélateurs des efforts des mères allaitantes pour se permettre de consommer à nouveau de l'alcool au prix d'efforts importants pour éviter de prendre des risques et profiter à la fois de leur vie de femme et de mère. Si elles se justifient ou qu'elles prennent les devants pour s'expliquer, c'est aussi qu'elles ont du mal avec les jugements des personnes environnantes qui ne voient pas tous leurs efforts.

Conclusion générale

Au terme de cet ouvrage consacré à l'expérience du zéro alcool d'un collectif de femmes durant la grossesse et l'allaitement, force est de constater la grande diversité des situations rencontrées. Avant leur maternité, toutes consommaient peu ou prou de l'alcool et elles ont toutes considérablement modifié leur habitude de consommation en devenant abstinentes durant toute la période ou en maintenant occasionnellement un peu d'alcool. L'addiction à l'alcool était un facteur d'exclusion. La thématique a été étudiée sous l'angle de la consommation ordinaire d'alcool.

L'analyse des témoignages a permis sans conteste une meilleure connaissance de la complexité du défi relevé par ces femmes et par extension par les femmes enceintes et les femmes allaitantes en général.

Un premier élément qui ressort est que la gestion du risque d'alcool incombe avant tout à la femme, puisqu'en général c'est elle qui décide de s'abstenir ou de réduire sa consommation. Ce changement d'habitude résulte le plus souvent du bon sens populaire. Les connaissances sur les risques qu'encourt le bébé in utero et le bébé allaité sont souvent ténues. Le partenaire joue un rôle exprimé de différentes manières, comme le soutien, la co-surveillance et parfois le conflit. Le changement de consommation d'alcool est à considérer comme un processus relationnel, incluant le partenaire, plutôt que comme un processus individuel.

Un deuxième élément identifié est que la gestion du risque d'alcool n'est pas la même tout au long de la grossesse. L'étape autour de la conception est particulièrement sensible, puisque la femme ne se sait pas encore enceinte. Cela peut durer des mois ou au contraire la grossesse peut être une surprise. À ce stade, peu de femmes modifient leur habitude d'alcool et certaines peuvent être très en souci après avoir consommé excessivement. Suit une étape du secret. La femme se sait enceinte, mais elle ne veut pas le révéler publiquement avant d'être sûre qu'elle ne va pas faire une fausse couche et que les tests prénataux sont normaux. La consommation d'alcool jouant un rôle de révélateur social, il s'agit de cacher la grossesse tout en ne modifiant pas, en apparence, ses habitudes. Finalement vient une longue étape, celle de la gestion de l'alcool au fil de la grossesse. Un des défis va être la gestion plurielle des habitudes de consommation : alcool, mais aussi tabac et risque alimentaire. De plus, des éléments facilitateurs ou au contraire des éléments perturbateurs ont été identifiés. Tout cela conditionne la ligne de conduite.

Un troisième élément souvent rapporté est le peu d'implication des professionnels de santé pour ce qui touche à l'alcool dans cette période, alors que beaucoup de femmes se sentent mal informées. Le dépistage et le conseil sont souvent lacunaires et les femmes posent peu de questions aux soignants. Elles se retrouvent à utiliser d'autres canaux d'information. Certaines savent faire la part des choses devant des informations contradictoires, d'autres ont un accès à la littératie plus pauvre.

Un quatrième élément porte sur la gestion du risque d'alcool pendant l'allaitement. Pour une majorité ce risque n'est plus le même que pendant la grossesse et certaines explorent la possibilité d'allaiter tout en évitant de donner du lait alcoolisé. La pharmacocinétique de l'alcool durant l'allaitement démontre cette différence. Mais pour d'autres femmes, le fait de la présence plus concrète du bébé les amène à davantage de prudence encore. La période d'allaitement est aussi soumise à des étapes. Les premières semaines après l'accouchement sont marquées par le recouvrement de la santé maternelle et la mise en route de l'allaitement. Ce n'est qu'une fois que les femmes ont repris pied et que le bébé commence à avoir un rythme que des occasions sociales sont à nouveau d'actualité. Pour autant, les femmes disent comme il n'est pas simple de jongler avec l'allaitement et une prise d'alcool. De plus, en public, elles se sentent vite jugées.

Les recommandations suisses préconisent par principe de précaution de ne pas boire d'alcool pendant une grossesse et dès que l'on planifie une grossesse[139]. Le même organisme préconise d'éviter l'alcool pendant l'allaitement[140], alors que par ailleurs un allaitement complet est préconisé durant six mois. La durée de l'abstention n'est pas prise en compte. Les femmes interviewées ont montré qu'elles ne sont pas que futures et nouvelles mères qui protègent leur enfant en devenir, elles sont aussi des femmes dans des contextes sociaux et culturels où elles doivent prendre des décisions et mettre en œuvre diverses stratégies. Cette tension entre l'individuel et le collectif se manifeste de manière composite[141] et devrait être mieux prise en compte par les professionnels. Cet ouvrage donne des pistes pour orienter le conseil dans ces deux dimensions, celle de la logique médicale et celle du risque socialement contextualisé.

N.B. Chez le même éditeur, les lecteurs intéressés trouveront un volet complémentaire à la présente publication : les actions de prévention alcool et grossesse par les politiques et les soignants de premier recours.

---

[139] Addiction Suisse, 2021
[140] Addiction Suisse, non daté
[141] Brahic J, 2015

Grossesse et alcool : Représentations et appropriations d'une priorité de santé (2017). Sous la direction de Douguet F. et Fillaut T. *L'Harmattan, Collection Logiques sociales.*

Références

Abel, E. (1984). Pharmacology of Alcohol Relating to Pregnancy and Lactation. In *Fetal Alcohol Syndrome and Fetal Alcohol Effects* (p. 29–45). Springer. https://doi.org/10.1007/978-1-4613-2669-4_2

Addiction Suisse. (2021). *Grossesse sans alcool : Des informations actuelles et des outils pour une grossesse sans alcool* [Logiciel]. https://grossesse-sans-alcool.ch/

Addiction Suisse. (Non daté). *L'alcool dans le corps - effets et élimination.* [Document pédagogique] https://www.addictionsuisse.ch/fileadmin/user_upload/DocUpload/alcool_corps.pdf

Addiction Suisse. (Non daté). *GROSSESSE, ALCOOL : CE QU'IL FAUT SAVOIR.* [Prospectus]

Alvik, A., Aalen, O. O., & Lindemann, R. (2013). Early fetal binge alcohol exposure predicts high behavioral symptom scores in 5.5-year-old children. *Alcoholism, Clinical and Experimental Research*, *37*(11), 1954–1962. https://doi.org/10.1111/acer.12182

Anderson, P. O. (1995). Alcohol and Breastfeeding. *Journal of Human Lactation*, *11*(4), 321–323. https://doi.org/10.1177/089033449501100421

Bennett, R., & Bowden, C. (2022). Can routine screening for alcohol consumption in pregnancy be ethically and legally justified? *Journal of Medical Ethics*, *48*(8),

512–516. https://doi.org/10.1136/medethics-2021-107996

Best start, Meilleur départ. (2005). *La consommation d'alcool pendant l'allaitement.* Centre de ressource sur la maternité, les nouveau-nés et les jeunes enfants de l'Ontario. https://www.meilleurdepart.org/resources/alcool/pdf/desk_reference_fre.pdf

Bornhauser, C., Quack Lötscher, K., Seifert, B., & Simões-Wüst, A. P. (2017). Diet, medication use and drug intake during pregnancy : Data from the consecutive Swiss Health Surveys of 2007 and 2012. *Swiss Medical Weekly*, *147*, w14572. https://doi.org/10.4414/smw.2017.14572

Brahic, J., Thomas, O., & Dany, L. (2015). Alcool et grossesse : Une recherche qualitative auprès de femmes enceintes : *Les Cahiers internationaux de psychologie sociale*, *Numéro 107*(3), 403-434. https://doi.org/10.3917/cips.107.0403

Bryce, E. (2014, juillet 2021). Should Breast-Feeding Women Really Drink Guinness? *Live Science*. https://www.livescience.com/63122-breastfeeding-moms-guinness-beer.html

Brown, J. M., Bland, R., Jonsson, E., & Greenshaw, A. J. (2019). A brief history of awareness of the link between alcohol and Fetal Alcohol Spectrum Disorder. *The Canadian Journal of Psychiatry*, *64*(3), 164–168. https://doi.org/10.1177/0706743718777403

Carpenter, R., Irgens, L., Blair, P., England, P., Fleming, P., Huber, J., Jorch, G., & Schreuder, P. (2004). Sudden unexplained infant death in 20 regions in Europe : Case control study. *The Lancet*, *363*(9404), 185–191. https://doi.org/10.1016/S0140-6736(03)15323-8

Code de la santé publique, Article L3322-2, Fabrication et commerce de boissons (2005). https://www.legifrance.gouv.fr/codes/article_lc/LEGIARTI000006687998/

Burd, L., Blair, J., & Dropps, K. (2012). Prenatal alcohol exposure, blood alcohol concentrations and alcohol elimination rates for the mother, fetus and newborn. *Journal of Perinatology: Official Journal of the California Perinatal Association*, *32*(9), 652–659. https://doi.org/10.1038/jp.2012.57

Chamberlain, C., O'Mara-Eves, A., Oliver, S., Caird, J. R., Perlen, S. M., Eades, S. J., & Thomas, J. (2013). Psychosocial interventions for supporting women to stop smoking in pregnancy. *The Cochrane Database of Systematic Reviews*, *10*(10), CD001055. https://doi.org/10.1002/14651858.CD001055.pub4

Charness, M. E., Riley, E. P., & Sowell, E. R. (2016). Drinking during pregnancy and the developing brain : Is any amount safe? *Trends in Cognitive Sciences*, *20*(2), 80-82. https://doi.org/10.1016/j.tics.2015.09.011

Confédération suisse, Loi fédérale sur l'assurance maladie, Pub. L. No. 832.10, art.29 (2024). https://www.fedlex.admin.ch/eli/cc/1995/1328_1328_1328/fr

Confédération suisse, Office Fédéral de la Santé publique. (2011). *Fiche d'information : Alcool et grossesse*.

Confédération suisse, Office Fédéral de la Santé publique. (2018). *Fiche d'information : Consommation d'alcool et grossesse pendant la grossesse.* 180903_Faktenblatt Alkoholkonsum_Schwangerschaft_FR (1).pdf

Confédération suisse, Office Fédéral de la Santé publique. (2008). *Fiche d'information : Toxoplasmose pendant la grossesse.* toxoplasmose-durant-la-grossesse.pdf

Confédération suisse, Office Fédéral de la Santé publique. (2023). *Fiche d'information : Listériose.* Listériose (admin.ch)

Connell, R. W. (2020). *Masculinities* (2e éd.). Routledge. https://doi.org/10.4324/9781003116479

Crawford-Williams, F., Steen, M., Esterman, A., Fielder, A., & Mikocka-Walus, A. (2015). 'If you can have one glass of wine now and then, why are you denying that to a woman with no evidence' : Knowledge and practices of health professionals concerning alcohol consumption during pregnancy. *Women and Birth: Journal of the Australian College of Midwives*, *28*(4), 329–335. https://doi.org/10.1016/j.wombi.2015.04.003

Del Vecchio Daniela. (2018). *La consommation d'alcool pendant la période d'allaitement : représentations et pratiques.* Mémoire Bachelor. Lausanne, Haute École de Santé Vaud, DOI : 10.22005/bcu.175807

Demiguel, V., Laporal, S., Quatremere, G., Barry, Y., Guseva Canu, I., Goulet, V., Germanaud, D., & Regnault, N. (2021). The frequency of severe Fetal Alcohol Spectrum Disorders in the neonatal period using data from the French hospital discharge database between 2006 and 2013. *Drug and Alcohol Dependence*, *225*, 108748. https://doi.org/10.1016/j.drugalcdep.2021.108748

Département Femme, Mère, Enfant du CHUV. (s. d.). *Addi-vie*. Dépendance et maladie infectieuse dans le contexte d'une grossesse, du post-partum ou d'un suivi gynécologique. Consulté 7 juin 2024, à l'adresse https://www.chuv.ch/fr/dfme/dfme-home/femme-mere/grossesse-accouchement/consultations-dobstetrique/addi-vie

Department of Health. (2016). *UK Chief Medical Officers' Alcohol Guidelines Review* [Summary of the proposed new guidelines].

https://assets.publishing.service.gov.uk/government/uploads/system/uploads/attachment_data/file/489795/summary.pdf

Doumont, D., & Libion, F. (2005). *Grossesse et boissons alcoolisées : Quels messages et recommandations proposer ?* (UCL-RESO-05-35 ; p. 41). UCLouvain.

Draper, J. (2003). Men's passage to fatherhood : An analysis of the contemporary relevance of transition theory. *Nursing Inquiry*, *10*(1), 66–77. https://doi.org/10.1046/j.1440-1800.2003.00157.x

Dratva, J., Gross, K., Späth, A., & Zemp Stutz, E. (2014). *SWIFS — Swiss Infant Feeding Study Étude nationale sur l'alimentation des nourrissons et la santé infantile du rant la première année de vie* (Notes de Synthèse d'un rapport OFS contrat no 13.005392).

Dupuis, P. (2015). La littératie en santé : Comprendre l'incompréhension. *Éducation Santé*. https://educationsante.be/la-litteratie-en-sante-comprendre-lincomprehension/

Edvardsson, K., Ivarsson, A., Eurenius, E., Garvare, R., Nyström, M. E., Small, R., & Mogren, I. (2011). Giving offspring a healthy start : Parents' experiences of health promotion and lifestyle change during pregnancy and early parenthood. *BMC Public Health*, *11*, 936. https://doi.org/10.1186/1471-2458-11-936

Étude RISALCO. Hammer, R., & Meyer, Y. (2016–2018). *Le risque lié à l'alcool durant la grossesse : Gestion au sein du couple et enjeux professionnels* [Étude avec financement HES-SO]. HESAV.

Étude pilote. Del Vecchio, D. (2018). *La consommation d'alcool pendant la période d'allaitement : Représentations et pratiques* [Travail de Bachelor of Science HES-SO de sage-femme, HESAV]. https://patrinum.ch/record/175807?v=pdf

Étude ORACLE. Hammer, R., Meyer, Y., & Pehlke-Milde, J. (2017–2021). *Les couples et la consommation d'alcool durant la grossesse et l'allaitement : Approche socioculturelle d'un risque « ordinaire »* [Étude nationale avec financement FNS]. HESAV et ZHAW.

Fédération Suisse des sages-femmes. (2017). *Recommandations de bonne pratique (Guideline) pour le dépistage et le conseil en matière de consommation de tabac et d'alcool avant, pendant et après la grossesse*. 05d_Guideline_f.pdf (hebamme.ch) consulté 25.09.2024

Ferguson, A. (2021). Conversations About Alcohol Use in Pregnancy. In R. A. S. Mukherjee & N. Aiton (Éds.), *Prevention, Recognition and Management of Fetal Alcohol Spectrum Disorders* (p. 55–66). Springer International Publishing. https://doi.org/10.1007/978-3-030-73966-9_5

Flak, A. L., Su, S., Bertrand, J., Denny, C. H., Kesmodel, U. S., & Cogswell, M. E. (2014). The Association of Mild, Moderate, and Binge Prenatal Alcohol Exposure and Child Neuropsychological Outcomes : A Meta-Analysis. *Alcoholism: Clinical and Experimental Research*, *38*(1), 214–226. https://doi.org/10.1111/acer.12214

Giglia, R. C. (2010). Alcohol and lactation : An updated systematic review. *Nutrition & Dietetics*, *67*(4), 237–243. https://doi.org/10.1111/j.1747-0080.2010.01469.x

Gomez, C., & Marquis, P. (2005). Quelle est la place des marqueurs du tabagisme pendant la grossesse ? *Journal de gynécologie obstétrique et biologie de la reproduction*, *34*, 171-181. https://doi.org/10.1016/S0368-2315(05)82984-9

Gouilhers, S., Radu, I., Hammer, R., Meyer, Y., Pehlke-Milde, J. (2021). Quand la (non-)consommation d'alcool fait le genre : une enquête sur les récits d'expériences de mères allaitantes. Nouvelles Questions féministes, *Revue internationale francophone. 40/1, 52-66.*

Gouilhers, S., Meyer, Y., Inglin, S., Pfister Boulenaz, S., Schnegg, C., & Hammer, R. (2019). Pregnancy as a transition : First-time expectant couples' experience with alcohol consumption. *Drug and Alcohol Review*, *38*(7), 758-765. https://doi.org/10.1111/dar.12973

Gouvernement du Canada. (2023). *Trouble du spectre de l'alcoolisation fœtale : À propos, causes et problèmes de santé coexistants*. https://www.canada.ca/fr/sante-publique/services/maladies/troubles-spectre-alcoolisation-foetale.html

Greiner, T. (2019). Alcohol and Breastfeeding, a review of the issues. *World Nutrition*, *10*(1), 63-88. https://doi.org/10.26596/wn.201910163-88

Hammer, R., & Rapp, E. (2022). Women's views and experiences of occasional alcohol consumption during pregnancy : A systematic review of qualitative studies and their recommendations. *Midwifery*, *111*, 103357. https://doi.org/10.1016/j.midw.2022.103357

Hammer, R., Gouilhers, S., Radu, I., Pehlke-Milde, J., & Meyer, Y. (2022). Uncertainty, manageability and individuation : A longitudinal qualitative study of women's conceptualisations of risk from pregnancy to breastfeeding–the case of alcohol consumption. *SSM — Qualitative Research in Health*, *2*, 100152. https://doi.org/10.1016/j.ssmqr.2022.100152

Hammer, R., Meyer, Y., Pfister Boulenaz, S., Schnegg, C., & Inglin, S. (2019). Responsabilité maternelle et risques durant la grossesse : Les couples face aux enjeux de la consommation de tabac et d'alcool en Suisse romande. *GRAAT On-Line*, *# 21*. http://www.graat.fr/mater02.pdf

Hammer, R. (2019). « I can tell when you're staring at my glass ... » : Self- or co-surveillance? Couples' management of risks related to alcohol use during pregnancy. *Health, Risk & Society, 21*(7–8), 335–351. https://doi.org/10.1080/13698575.2019.1682126

Hammer, R., & Inglin, S. (2014). 'I don't think it's risky, but...' : Pregnant women's risk perceptions of maternal drinking and smoking. *Health, Risk & Society, 16*(1), 22–35. https://doi.org/10.1080/13698575.2013.863851

Haastrup, M. B., Pottegård, A., & Damkier, P. (2014). Alcohol and breastfeeding. *Basic & Clinical Pharmacology & Toxicology, 114*(2), 168-173. https://doi.org/10.1111/bcpt.12149

Haute Autorité de santé. (2013). *Troubles causés par l'alcoolisation fœtale : Repérage* (p. 46). https://www.has-sante.fr/upload/docs/application/pdf/2014-03/troubles_causes_par_lalcoolisation_foetale_reperage-_rapport_delaboration.pdf

Hays, S. (1996). *The cultural contradictions of motherhood* (Internet Archive). Yale University Press.

Henderson, J., Gray, R., & Brocklehurst, P. (2007). Systematic review of effects of low–moderate prenatal alcohol exposure on pregnancy outcome. *BJOG: An International Journal of Obstetrics & Gynaecology, 114*(3), 243–252. https://doi.org/10.1111/j.1471-0528.2006.01163.x

Ho, E., Collantes, A., Kapur, B. M., Moretti, M., & Koren, G. (2001). Alcohol and breast-feeding : Calculation of time to zero level in milk. *Biology of the Neonate, 80*(3), 219–222. https://doi.org/10.1159/000047146

Holzgreve, W., Tercanli, S., & Miny, P. (2007). Pränatale Diagnostik und genetische Beratung. In *Gynäkologie und Geburtshilfe* (Springer Lehrbuch, p. 439–475). Springer.

Howlett, H., Mackenzie, S., Strehle, E.-M., Rankin, J., & Gray, W. K. (2019). A Survey of Health Care Professionals' Knowledge and Experience of Foetal Alcohol Spectrum Disorder and Alcohol Use in Pregnancy. *Clinical Medicine Insights: Reproductive Health, 13*, 117955811983887. https://doi.org/10.1177/1179558119838872

Institut suisse de prévention de l'alcoolisme et autres toxicomanies (Ispa) (non daté). *Grossesse & alcool.* Édité avec la Fédération des médecins suisses et la Société suisse des pharmaciens.

Kangasniemi, M., Blomberg, K., & Korhonen, A. (2015). Mothers' perceptions of their health choices, related duties and responsibilities : A qualitative interview study. *Midwifery*, *31*(11), 1039–1044. https://doi.org/10.1016/j.midw.2015.06.013

Kelly, Y. J., Sacker, A., Gray, R., Kelly, J., Wolke, D., Head, J., & Quigley, M. A. (2012). Light drinking during pregnancy : Still no increased risk for socioemotional difficulties or cognitive deficits at 5 years of age? *Journal of Epidemiology and Community Health*, *66*(1), 41–48. https://doi.org/10.1136/jech.2009.103002

Kelly, Y., Iacovou, M., Quigley, M., Gray, R., Wolke, D., Kelly, J., & Sacker, A. (2013). Light drinking versus abstinence in pregnancy – behavioural and cognitive outcomes in 7-year-old children : A longitudinal cohort study. *BJOG: An International Journal of Obstetrics & Gynaecology*, *120*(11), 1340–1347. https://doi.org/10.1111/1471-0528.12246

Kesmodel, U., Bertrand, J., Støvring, H., Skarpness, B., Denny, C., Mortensen, E., & the Lifestyle During Pregnancy Study Group. (2012). The effect of different alcohol drinking patterns in early to mid pregnancy on the child's intelligence, attention, and executive function. *BJOG: An International Journal of Obstetrics & Gynaecology*, *119*(10), 1180–1190. https://doi.org/10.1111/j.1471-0528.2012.03393.x

Koren, G. (2002). Drinking alcohol while breastfeeding. Will it harm my baby? *Canadian Family Physician Medecin De Famille Canadien*, *48*, 39–41.

Kukla, R. (2008). Measuring mothering. *IJFAB: International Journal of Feminist Approaches to Bioethics*, *1*(1), 67–90. https://doi.org/10.3138/ijfab.1.1.67

Lange, S., Probst, C., Gmel, G., Rehm, J., Burd, L., & Popova, S. (2017). Global prevalence of Fetal Alcohol Spectrum Disorder among children and youth : A systematic review and meta-analysis. *JAMA Pediatrics*, *171*(10), 948. https://doi.org/10.1001/jamapediatrics.2017.1919

Latuskie, K. A., Andrews, N. C. Z., Motz, M., Leibson, T., Austin, Z., Ito, S., & Pepler, D. J. (2019). Reasons for substance use continuation and discontinuation during pregnancy : A qualitative study. *Women and Birth: Journal of the Australian College of Midwives*, *32*(1), e57-e64. https://doi.org/10.1016/j.wombi.2018.04.001

Lee, E., Bristow, J., Arkell, R., & Murphy, C. (2022). Beyond 'the choice to drink' in a UK guideline on FASD : The precautionary principle, pregnancy surveillance, and the managed woman. *Health, Risk & Society*, *24*(1–2), 17–35. https://doi.org/10.1080/13698575.2021.1998389

Lemola, S., Gkiouleka, A., Urfer-Maurer, N., Grob, A., Tritten Schwarz, K., & Meyer-Leu, Y. (2020). Midwives' engagement in smoking- and alcohol-prevention in prenatal care before and after the introduction of practice guidelines in Switzerland : Comparison of survey findings from 2008 and 2018. *BMC Pregnancy and Childbirth*, *20*(1), 31. https://doi.org/10.1186/s12884-019-2706-8

Little, R. E., Anderson, K. W., Ervin, C. H., Worthington-Roberts, B., & Clarren, S. K. (1989). Maternal alcohol use during breast-feeding and infant mental and motor development at one year. *The New England Journal of Medicine*, *321*(7), 425–430. https://doi.org/10.1056/NEJM198908173210703

Lupton, D. (2013). *Risk* (Second Edition). Routledge. https://doi.org/10.4324/9780203070161

Lupton, D. (2012). 'Precious cargo' : Foetal subjects, risk and reproductive citizenship. *Critical Public Health*, *22*(3), 329–340. https://doi.org/10.1080/09581596.2012.657612

Lupton, D. (1999). Risk and the ontology of pregnant embodiment : New directions and perspectives. In *Risk and sociocultural theory* (p. 59–85). Cambridge University Press.

Mårdby, A.-C., Lupattelli, A., Hensing, G., & Nordeng, H. (2017). Consumption of alcohol during pregnancy-A multinational European study. *Women and Birth: Journal of the Australian College of Midwives*, *30*(4), e207-e213. https://doi.org/10.1016/j.wombi.2017.01.003

Marjonen, H. (2018). *Effects of prenatal alcohol exposure on the epigenome, gene expression and development* [Faculty of Medicine, Helsinki]. https://helda.helsinki.fi/server/api/core/bitstreams/69dd91a9-461a-4e1e-8ac5-f19613864ed3/content

McCormack, C., Hutchinson, D., Burns, L., Wilson, J., Elliott, E., Allsop, S., Najman, J., Jacobs, S., Rossen, L., Olsson, C., & Mattick, R. (2017). Prenatal alcohol consumption between conception and recognition of pregnancy. *Alcoholism: Clinical and Experimental Research*, *41*(2), 369–378. https://doi.org/10.1111/acer.13305

McNamara, T. K., Orav, E. J., Wilkins-Haug, L., & Chang, G. (2005). Risk during pregnancy–Self-report versus medical record. *American Journal of Obstetrics and Gynecology*, *193*(6), 1981–1985. https://doi.org/10.1016/j.ajog.2005.04.053

Menella, J. (2002). Alcohol and lactation : The folklore versus the science. In *Current issues in clinical lactation* (p. 3–10). Jones and Bartlett Publishers.

Mennella, J. (2001). Alcohol's effect on lactation. *Alcohol Research & Health: The Journal of the National Institute on Alcohol Abuse and Alcoholism*, *25*(3), 230–234.

Meurk, C. S., Broom, A., Adams, J., Hall, W., & Lucke, J. (2014). Factors influencing women's decisions to drink alcohol during pregnancy : Findings of a qualitative study with implications for health communication. *BMC Pregnancy and Childbirth*, *14*, 246. https://doi.org/10.1186/1471-2393-14-246

Meyer-Leu, Y., Lemola, S., Daeppen, J.-B., Deriaz, O., & Gerber, S. (2011). Association of moderate alcohol use and binge-drinking during pregnancy with neonatal health. *Alcoholism: Clinical and Experimental Research*, *35*(9), 1669–1677 https://doi.org/10.1111/j.1530-0277.2011.01513.x

Millot, A., & Gallopel-Morvan, K. (2019). Pregnancy warning labels on alcohol packaging : Results of an exploratory study. *European Journal of Public Health*, *29*(Supplement_4), ckz186.140. https://doi.org/10.1093/eurpub/ckz186.140

National Institute for Health and Care Excellence. (2022). *Fetal alcohol spectrum disorder*. NICE quality standard.

Office Fédéral de la Santé publique. (2011). *Fiche d'information : Alcool et grossesse.*
Organisation mondiale de la santé. (2019). *Orientations de mise en œuvre : Protection, encouragement et soutien de l'allaitement dans les établissements assurant des services de maternité et de soins aux nouveau-nés : révision de l'Initiative Hôpitaux amis des bébés 2018.* Organisation mondiale de la santé. https://iris.who.int/handle/10665/327620
Organisation mondiale de la santé (1986). *Charte d'Ottawa pour la promotion de la santé.* charte-ottawa-promotion-sante-fr.pdf
Parrott, A. C. (1999). Does cigarette smoking cause stress ? *The American Psychologist*, *54*(10), 817-820. https://doi.org/10.1037//0003-066x.54.10.817
Pehlke-Milde, J., Radu, I., Gouilhers, S., Hammer, R., & Meyer, Y. (2022). Women's views on moderate and low alcohol consumption : Stages of the subjective transition from pregnancy to postpartum. *BMC Pregnancy and Childbirth*, *22*(1), 902. https://doi.org/10.1186/s12884-022-05247-0
Plateforme « Femme - alcool - parentalité ». (non daté). *Alcool au féminin.* Coédité par FEGPA, Arcade sages-femmes, planning familial HUG, Université de Genève, heds, Hôpitaux Universitaires de Genève.
Plumauzille, C., & Rossigneux-Méheust, M. (2014). Le stigmate ou « La différence comme catégorie utile d'analyse historique » : *Hypothèses*, *17*(1), 215-228. https://doi.org/10.3917/hyp.131.0215
Pont, S. (2005). La coupe et le vin de l'accouchée. In *Quand le bois sert à boire* (Musée de la Vigne et du Vin).
Popova, S., Dozet, D., Akhand Laboni, S., Brower, K., & Temple, V. (2022). Why do women consume alcohol during pregnancy or while breastfeeding? *Drug and Alcohol Review*, *41*(4), 759–777.

https://doi.org/10.1111/dar.13425

Question parlementaire, E-4503/2008(ASW) Parlement européen (2008). https://www.europarl.europa.eu/doceo/document/E-6-2008-4503-ASW_FR.html

Rebhan, B., Kohlhuber, M., Schwegler, U., Fromme, H., Abou-Dakn, M., & Koletzko, B. V. (2009). Breastfeeding duration and exclusivity associated with infants' health and growth : Data from a prospective cohort study in Bavaria, Germany. *Acta Paediatrica*, *98*(6), 974-980. https://doi.org/10.1111/j.1651-2227.2009.01281.x

Rollnick, S., Miller, W. R., & Butler, C. (2023). *Motivational interviewing in health care : Helping patients change behavior* (second edition). Guilford Press.

Rondier, M. (2004). A. Bandura. Auto-efficacité. Le sentiment d'efficacité personnelle : Paris : Éditions De Boeck Université, 2003. *L'Orientation scolaire et professionnelle*, *33/3*, 475-476. https://doi.org/10.4000/osp.741

Root, R., & Browner, C. H. (2001). Practices of the pregnant self : Compliance with and resistance to prenatal norms. *Culture, Medicine and Psychiatry*, *25*(2), 195–223. https://doi.org/10.1023/a:1010665726205

Sanders, J. L. (2009). Were our forebears aware of prenatal alcohol exposure and its effects? A review of the history of fetal alcohol spectrum disorder. *The Canadian Journal of Clinical Pharmacology = Journal canadien de pharmacologie clinique*, *16*(2), e288-295.

Saunders, J. B., Aasland, O. G., Babor, T. F., de la Fuente, J. R., & Grant, M. (1993). Development of the Alcohol Use Disorders Identification Test (AUDIT) : WHO Collaborative Project on Early Detection of Persons with Harmful Alcohol Consumption – II. *Addiction*

(Abingdon, England), *88*(6), 791–804. https://doi.org/10.1111/j.1360-0443.1993.tb02093.x
Schwegler, U., Kohlhuber, M., Roscher, E., Kopp, E., & et al. (2012). *Alkohol in der Stillzeit – Eine Risikobewertung unter Berücksichtigung der Stillförderung*. Bundesinstitut für Risikobewertung. https://www.bfr.bund.de/cm/350/alkohol-in-der-stillzeit-eine-risikobewertung-unter-beruecksichtigung-der-stillfoerderung.pdf
Sundermann, A. C., Velez Edwards, D. R., Slaughter, J. C., Wu, P., Jones, S. H., Torstenson, E. S., & Hartmann, K. E. (2021). Week-by-week alcohol consumption in early pregnancy and spontaneous abortion risk : A prospective cohort study. *American Journal of Obstetrics and Gynecology*, *224*(1), 97.e1-97.e16. https://doi.org/10.1016/j.ajog.2020.07.012
Surgeon general's advisory on alcohol and pregnancy. (1981). *FDA Drug Bulletin*, *11*(2), 9–10.
Théry, I. (2010). Le genre : Identité des personnes ou modalité des relations sociales ? *Revue française de pédagogie*, *171*, 103-117. https://doi.org/10.4000/rfp.1923
Trotter, T. (1804). *An essay, medical, philosophical, and chemical and its effect on human body (chapiter Infant, p 133)*. Internet Archive. https://archive.org/details/essaymedicalphil00trot/page/132/mode/2up
Van den Broucke, S. (2014). Health literacy : A critical concept for public health. *Archives of Public Health = Archives Belges De Sante Publique*, *72*(1), 10. https://doi.org/10.1186/2049-3258-72-10
Warren, K. R. (2015). A review of the history of attitudes toward drinking in pregnancy. *Alcoholism, Clinical and Experimental Research*, *39*(7), 1110–1117. https://doi.org/10.1111/acer.12757

Wikipédia. (s. d.). *Bière-pong*. Consulté 7 juin 2024, à l'adresse Bière-pong - Wikipédia (wikipedia.org).

Wikipédia. (s. d.) *Bière sans alcool*. Consulté 7 juin 2024, à l'adresse Bière sans alcool - Wikipédia (wikipedia.org).

Wikipédia. (s. d.) *Bière de mil*. Consulté 7 juin 2024, à l'adresse Bière de mil - Wikipédia (wikipedia.org).

Williams, J. F., Smith, V. C., & COMMITTEE ON SUBSTANCE ABUSE. (2015). Fetal Alcohol Spectrum Disorders. *Pediatrics*, *136*(5), e1395-1406. https://doi.org/10.1542/peds.2015-3113

World Health Organization. (2014). *Guidelines for the identification and management of substance use and substance use disorders in pregnancy*. World Health Organization. https://iris.who.int/handle/10665/107130

Liste des acronymes

Addiction Suisse	Fondation pour la prévention de consommation de substances psychoactives en Suisse
AUDIT-C	Alcohol Use Identification Test — Consumption (three-item)
CHUV	Centre Hospitalier Universitaire Vaudois
FASD	Fetal Alkohol Spektrum Disorder
FSSF	Fédération Suisse des Sages-Femme
EM	Entretien motivationnel
ETCAF	Ensemble des Troubles causés par l'Alcoolisation fœtale
FEGPA	Fédération genevoise pour la prévention de l'alcoolisme, intégré à Carrefour Addictions
HESAV	Haute École de Santé du canton de Vaud Haute École Spécialisée de Suisse Occidentale (HES-SO)
ISPA	Institut suisse de prévention de l'alcoolisme et autres toxicomanies
LAMal	Loi sur l'assurance maladie

NICE	The National Institute of Health and Care Excellence
NIAAA	National Institute of Alcohol Abuse and Alcoholism
OFSP	Office Fédéral de la Santé publique
OMS	Organisation mondiale de la santé
ORACLE	Étude sur Les couples et la consommation d'alcool durant la grossesse et l'allaitement : approche socioculturelle d'un risque « ordinaire »
RISALCO	Étude sur Le RISque lié à l'ALCOol durant la grossesse
SAF	Syndrome d'Alcoolisation fœtale
SCHP	Swiss Congress for Health Professions
WHO	World Health Organization
ZHAW	Zürcher Hochschule für Angewandte Wissenschaften / Haute Ecole Spécialisée de Zürich

Annexes

Coupe d'accouchée au service d'un vin spécial pour les femmes relevant de couches (Musée valaisan de la vigne et du vin)

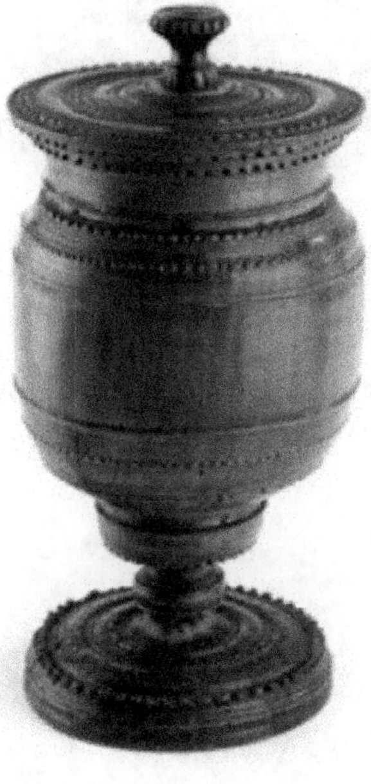

Publicité pour la bière chez les femmes allaitantes
en France vers 1900

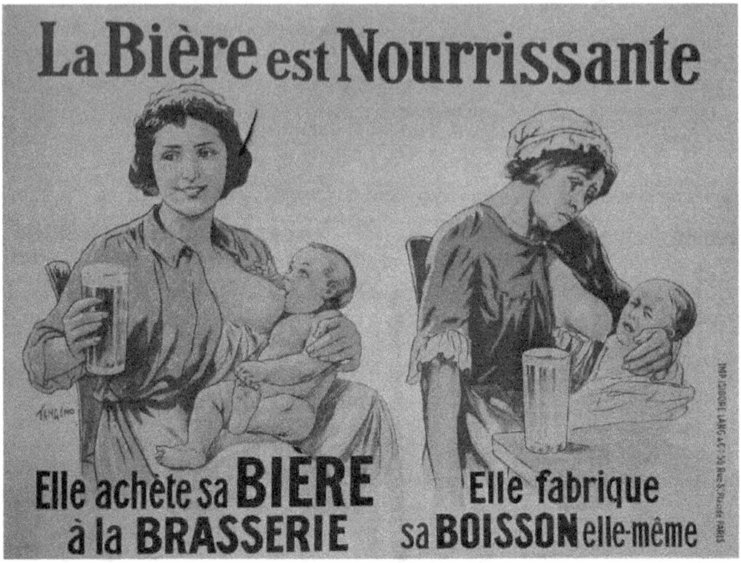
La Bière est Nourrissante
Elle achète sa BIERE
à la BRASSERIE
Elle fabrique
sa BOISSON elle-même

Table des matières

Structures éditoriales du groupe L'Harmattan

L'Harmattan Italie
Via degli Artisti, 15
10124 Torino
harmattan.italia@gmail.com

L'Harmattan Hongrie
Kossuth l. u. 14-16.
1053 Budapest
harmattan@harmattan.hu

L'Harmattan Sénégal
10 VDN SICAP AMITIE 3
BP 45034 Dakar-Fann
direction@senharmattan.com

L'Harmattan Cameroun
Tsinga/Derrière polyclinique FECAFOOT
BP 11486 Yaoundé
Jacques.koukam@harmattan.fr

L'Harmattan Burkina Faso
Villa 281, secteur 23 623, rue 14.32
Ouagadougou
zagbie@outlook.fr

L'Harmattan Guinée
Almamya, rue KA 028 OKB Agency
BP 3470 Conakry
harmattanguinee@yahoo.fr

L'Harmattan RDC
185, avenue Nyangwe
Commune de Lingwala – Kinshasa
matangilamusadila@yahoo.fr

L'Harmattan Congo
219, avenue Nelson Mandela
BP 2874 Brazzaville
deunovmikhael@gmail.com

L'Harmattan Mali
Immeuble Mgr Jean Marie Cissé
Aci Hamadallaye
BP 145 Bamako
syllaka@yahoo.fr

L'Harmattan Togo
Djidjole – Maison Amela
face EPP BATOME
02 BP 20680 Lomé
didieramela11@gmail.com

L'Harmattan Côte d'Ivoire
Résidence Karl – Cité des Arts
Abidjan-Cocody
03 BP 1588 Abidjan
harmattan.ivoire@gmail.com

L'Harmattan Bénin
Rue 604, (Immeuble à l'entrée
de la rue UCAO- Cite de Saint-Jean)
Cotonou
stepcorpus@gmail.com

Nos librairies en France

Librairie internationale
16, rue des Écoles
75005 Paris
librairie.internationale@harmattan.fr
01 40 46 79 11
www.librairieharmattan.com

Librairie des savoirs
21, rue des Écoles
75005 Paris
librairie.sh@harmattan.fr
01 46 34 13 71
www.librairieharmattansh.com

www.ingramcontent.com/pod-product-compliance
Lightning Source LLC
LaVergne TN
LVHW051353061026
849535LV00009B/3158